护理操作技术与护理要点

李　阳　刘亚男　刘　迎　刘春华　李瑞敏　耿倩倩　主　编
　　　　　于国芬　王淑敏　李培培　赵雪莹　副主编

吉林科学技术出版社

图书在版编目（CIP）数据

护理操作技术与护理要点 / 李阳等主编. -- 长春：吉林科学技术出版社，2024.5
　ISBN 978-7-5744-1312-2
　Ⅰ. ①护… Ⅱ. ①李… Ⅲ. ①护理学 Ⅳ. ①R47
中国国家版本馆CIP数据核字(2024)第092108号

护理操作技术与护理要点

Huli Caozuo Jishu Yu Huli Yaodian

主　　编	李　阳　刘亚男　刘　迎　刘春华　李瑞敏　耿倩倩
出 版 人	宛　霞
责任编辑	钟金女
封面设计	王　佳
制　　版	王　佳
幅面尺寸	185mm×260mm
开　　本	16
字　　数	150千字
印　　张	10.5
印　　数	1-1500册
版　　次	2024年5月第1版
印　　次	2024年12月第1次印刷

出　　版	吉林科学技术出版社
发　　行	吉林科学技术出版社
地　　址	长春市南关区福祉大路5788号出版大厦A座
邮　　编	130118
发行部电话/传真	0431—81629529　81629530　81629531
	81629532　81629533　81629534
储运部电话	0431-86059116
编辑部电话	0431-81629510
印　　刷	三河市嵩川印刷有限公司

书　　号	ISBN 978-7-5744-1312-2
定　　价	60.00元

版权所有　翻印必究　举报电话：0431—81629508

护理操作技术与护理要点

编委会

主　编

　　李　阳　聊城市人民医院

　　刘亚男　聊城市人民医院

　　刘　迎　聊城市人民医院

　　刘春华　聊城市眼科医院

　　李瑞敏　聊城市人民医院

　　耿倩倩　聊城市人民医院

副主编

　　于国芬　聊城市东昌府区中医院

　　王淑敏　聊城市东昌府区古楼街道社区卫生服务中心

　　李培培　聊城市东昌府区妇幼保健院

　　赵雪莹　聊城市人民医院

编 委

苏进方 广西壮族自治区南溪山医院

前 言

本书主要围绕现代护理新理论及护理操作技术展开。随着医改的不断深化和人民群众多样化、多层次健康服务需求的不断提高，对护理工作的服务内涵和外延提出迫切需求，对护士队伍的服务能力提出更高要求。本书是根据编者多年的临床经验及专业特长，在搜集大量的文献和书籍的基础上撰写的，全文内容新颖，实用性与科学性强，贴近临床护理工作实际。本书重点介绍了儿科的护理技术与要点，简单介绍了眼科护理、胃肠科等临床护理内容，书中强调"以人的健康为中心"的现代护理理念，具有鲜明的时代性、创新性和实用性，既可以作为护理专业学生和教师的教学参考用书，也可为临床一线护理人员的护理操作提供指南。

目 录

第一章 常见护理技术操作 ·· 1
第一节 耳道冲洗 ··· 1
第二节 产科护理操作技术 ·· 2
第三节 新生儿剪脐术 ··· 5
第四节 新生儿脐部护理 ·· 7
第五节 氧疗法 ·· 8
第六节 冷热疗法 ·· 11
第七节 机械吸痰法 ··· 16
第八节 导尿术 ·· 18

第二章 住院患儿的护理 ·· 23
第一节 儿科健康评估的特点 ··································· 23
第二节 住院患儿的心理护理 ··································· 32
第三节 小儿用药的护理 ·· 37
第四节 儿科常用护理技术操作 ································ 41

第三章 胃肠疾病病人的护理 ····································· 58
第一节 胃、十二指肠疾病 ······································· 60
第二节 胃癌 ··· 74
第三节 肠梗阻 ·· 81

第四章 心血管内科常用操作技术 ······························ 90
第一节 简易呼吸器的使用 ······································· 90
第二节 经口鼻腔气管插管术 ··································· 93

第三节　单人徒手心肺复苏……………………………………………97
　　第四节　心脏电复律……………………………………………………101
第五章　眼科疾病一般护理常规及技术……………………………………106
　　第一节　眼科疾病一般护理常规………………………………………106
　　第二节　眼科常用护理技术……………………………………………109
第六章　常用康复护理技术…………………………………………………117
　　第一节　康复护理专业技术……………………………………………117
　　第二节　康复护理评估概述……………………………………………131
　　第三节　配合康复疗法的护理…………………………………………134
参考文献………………………………………………………………………159

第一章 常见护理技术操作

第一节 耳道冲洗

一、操作目的

清除耵聍和外耳道异物。

二、操作技术流程

（一）评估患者

（1）了解患者病情、合作程度。

（2）外耳道情况。

（二）操作前准备

（1）环境准备：环境清洁、光线适宜。

（2）操作者准备：洗手、戴口罩。

（3）用物准备：治疗车、清洁治疗巾、注射器、弯盘、消毒长棉签、生理盐水。

（三）操作过程

（1）推车至患者身旁，核对姓名后，向患者讲解耳道冲洗目的、操作方法及注意事项。

（2）协助患者取坐位，头偏向健侧，颈肩部围清洁治疗巾，患者手托弯盘紧贴耳垂下方颈部皮肤，以便冲洗时水可流入弯盘。

（3）操作者用一只手向后上轻拉患侧耳郭，使外耳道成一直线，另一只手将装有生理盐水的注射器沿外耳道后轻轻推入，反复冲洗至耵聍或异物冲净为止。

（4）冲洗后用棉签拭净耳道，检查外耳道及鼓膜有无损伤，观察有无恶心、呕吐等内耳刺激症状。

（5）协助患者休息，并询问患者有无不适。

（四）操作后处理

（1）整理用物：将用过的棉签、注射器按医疗废物进行处理。

（2）洗手。

三、操作关键环节提示

冲洗过程中的注意事项：冲洗液的温度应与体温相近，以免温度过低，引起眩晕等不适；冲洗的动作应轻柔，不可用力过猛；亦不可将冲洗器塞到外耳道内，以免水不能流出；更不可直射鼓膜，以免造成鼓膜损伤。

第二节　产科护理操作技术

一、产科外阴消毒技术

1.目的

清洁外阴，预防感染。

2.适应证

用于实施女患者导尿术前、接生助产前、人工破膜、阴道手术操作前准备。

3.操作步骤

（1）护士准备：①素质要求。②核对医嘱。③评估：患者会阴部清洁情况、皮肤情况，了解孕周及产程开始情况，阴道流血、流液情况，做好解释工作以取得配合。④洗手、戴口罩。

（2）用物准备：皂浆纱球、碘伏纱球，无菌干纱球，无菌弯盘、温开水 1000 mL（39~40℃），一次性中单、冲洗钳，无菌巾，便盆。

（3）检查无菌物品外观、名称、有效期。备齐用物到产床边，核对患者及腕带上姓名、床号、住院号。

（4）协助产妇取膀胱截石位，暴露外阴，臀部放于便盆上。

（5）擦洗，取冲洗钳，夹皂球，从上至下，从左至右（擦洗时间>3分钟）。①第1～3只皂球：擦左右小阴唇→大阴唇→阴阜→左右大腿内上1/3→会阴→左右臀部。一只皂球擦洗一遍，共3遍。②第4只皂球：更换卵圆钳，擦会阴及肛门。

（6）温开水冲净肥皂沫：另取1把清洁的冲洗钳夹取无菌干纱球堵住阴道口，用温开水500 mL，冲洗肥皂沫，冲洗顺序为：（里—外—里）。弃纱球，再次用温开水500 mL进行冲洗，必须将肥皂沫全部冲净，顺序仍为（里—外—里）。

（7）擦干：夹取无菌干纱球，按小阴唇、大阴唇、阴阜、大腿上1/3、会阴体的顺序将会阴擦干。

（8）夹取碘伏消毒纱球消毒外阴，按小阴唇、大阴唇、阴阜、大腿上1/3、会阴体、肛门消毒。丢弃卵圆钳。

（9）撤去便盆，铺无菌巾，准备接生。

4.护理要点

（1）消毒原则为由内向外，由对侧至近侧、自上而下。

（2）操作过程中注意遮挡患者，给予保暖，注意水温、避免受凉。

（3）进行第二遍外阴消毒时，消毒范围不能超过第一遍消毒范围。

（4）操作中注意无菌原则。

二、孕期监护技术——腹部检查

1.测量宫高、腹围

（1）目的：①宫高和腹围可间接反映子宫大小。②初步判断孕周，并间接了解胎儿生长发育状况，估计胎儿体重。③有助于动态观察胎儿发育，及时发现胎儿宫内发育迟缓、巨大儿或羊水过多等妊娠异常，使其有可能通过及时治疗得到纠正。

（2）操作步骤。

1）护士准备：①素质要求。②评估：妊娠周数，向孕妇解释检查目的与内容，取得配合，嘱孕妇排空膀胱。③洗手。

2）用物准备：检查床、皮尺。

3）备齐用物到孕妇床边，核对患者及腕带上姓名、床号、住院号。关门窗，拉好幕帘或屏风。

4）协助孕妇取仰卧屈膝位，头部稍垫高，暴露腹部，双腿略曲稍分开，腹肌放松。

5）操作者站立于孕妇右侧，左手持皮尺零端置于子宫底部，右手将皮尺向下拉开至耻骨联合上缘中点，使皮尺紧贴于腹部，记录读数。将皮尺以脐为水平绕腹部一周，记录读数（此为腹围）。

6）协助孕妇起床，整理衣裤，记录。

（3）护理要点：①注意保护孕妇隐私和保暖，测量数字要准确。②注意观察腹形大小。如：腹部过大、宫底高度大于应有的妊娠月份，考虑双胎妊娠、巨大儿、羊水过多的可能；腹部过小，宫底过低者，应考虑胎儿宫内发育迟缓或孕周推算错误；腹部两侧向外膨出且宫底位置较低者，子宫横轴直径较纵轴长，多为肩先露；尖腹或悬垂腹，伴有骨盆狭窄的可能。③注意子宫的敏感度。

2.四步触诊

（1）目的：通过腹部四步触诊法检查子宫大小、胎产式、胎方位、胎先露及胎先露是否衔接。

（2）操作步骤。

1）护士准备：①素质要求。②评估：孕周，是否属于高危妊娠；腹形及大小，腹部有无妊娠纹、手术瘢痕和水肿、胎盘完整性；向孕妇解释检查目的与内容，取得配合。③叮嘱孕妇排空膀胱。④洗手。

2）核对患者及腕带上姓名、床号、住院号。关门窗，拉好幕帘或屏风。协助孕妇取仰卧屈膝位，头部稍垫高，暴露腹部，双腿略曲稍分开，腹肌放松。

3）第一步：检查者面向孕妇头部，两手置于宫底部，手摸宫底高度，了解子宫外形，估计胎儿大小与妊娠周数是否相符。然后以两手指腹在宫底部相对交替轻推，判断宫底部的胎儿部分。若为胎头则硬且有浮球感，若为胎臀则大而软且形状略不规则。

4）第二步：检查者两手分别置于腹部左右两侧，一手固定，另一手轻轻深按检查，两手交替。分辨胎背位置，平坦饱满的部分为胎背，并确定胎背方向；凹凸不平的部分为胎儿肢体，有时可感到胎儿肢体活动。

5）第三步：检查者右手拇指与其余四指分开，置于耻骨联合上方握住先露部，查清是胎头或是胎臀；然后左右推动以确定是否衔接。若先露部仍浮动，表示尚未衔接入盆，若已衔接，胎先露是不能被推动的。

6）第四步：检查者面向孕妇足端，两手分别置于胎先露部的两侧，向骨盆入口方向往下深按，进一步确诊胎先露及胎先露部入盆的程度。协助孕妇起床，整理衣裤。

（3）护理要点。①触诊过程中，注意腹壁肌紧张度（有无腹直肌分离、羊水量）及子宫肌敏感度。②每步手法触诊时间不宜过长、避免刺激宫缩及引起仰卧位低血压综合征。注意要动作轻柔，保护隐私；冬季注意保暖。③在触诊时应注意腹部过大者，应考虑双胎、羊水过多、巨大儿的可能；腹部过小、子宫底过低者，应考虑胎儿生长发育受限、孕周推算错误等；若孕妇腹部向前突出（尖腹，多见于初产妇）或向下悬垂（悬垂腹，多见于经产妇）应考虑有骨盆狭窄的可能；若腹部宽，子宫横轴直径较纵轴长，多为肩先露。

第三节 新生儿剪脐术

一、目的

促进脐带残端脱落，降低脐部的感染和出血。

二、适应证

脐带双线法结扎者。

三、操作步骤

（1）护士准备：①素质要求。②评估：新生儿出生时间、脐带状况，向母亲做好解释工作，取得配合。③洗手、戴口罩。④环境准备。

（2）用物准备：消毒剪脐包（剪脐剪刀1把、1把有齿镊、1把无齿镊、方纱两块、脐卷1个）、安尔碘、消毒棉签，污物盘1只。

（3）检查物品外观、名称、有效期；铺无菌盘，用物按使用顺序放置；核对新生儿手腕带、脚腕带上的床号、住院号、出生时间。

（4）正确暴露脐根：衣衫下端反折压于背部，解开脐绷带，左手用有齿小镊子提脐带，右手用无齿镊解去脐带线。

（5）用消毒棉签蘸安尔碘，消毒脐轮、脐带残端及周围皮肤2次，范围为5 cm。

（6）用无菌弯头脐带剪刀与腹壁呈15°～30°用剪刀沿脐根部剪掉残余脐带。

（7）立即盖上1块无菌纱布，另1块无菌方纱四折压迫局部脐窝，再用脐带卷加压包扎。

（8）观察有无渗血，整理好新生儿衣物，做好相关记录。

四、护理要点

（1）操作时严格无菌操作，注意保暖，动作要轻柔、正确、稳重、不伤皮肤。

（2）包扎松紧要适宜，约可容下1指为宜。

（3）剪脐后如有出血，即刻加压止血，或用吸收性明胶海绵止血，出血停止后再包扎。如出血不止，立即做好缝合手术准备，并通知医生。对这些婴儿要严密观察出血情况，并做好记录。

（4）断脐后要加强观察，每小时观察1次，共3次。以后换尿布时应注意观察有无出血现象。

第四节　新生儿脐部护理

一、目的

保持脐部清洁，防止感染。

二、操作步骤

（1）护士准备：①素质要求。②评估：新生儿出生时间、脐带状况向母亲做好解释工作，取得配合。③洗手、戴口罩。

（2）用物准备：治疗盘、75%酒精（或安尔碘）、消毒棉签，污物盘1只。

（3）检查物品外观、名称、有效期，核对新生儿。

（4）新生儿沐浴后先用消毒棉签擦干脐轮周围的水渍，再用消毒棉签蘸75%酒精（或安尔碘）消毒脐轮、脐带残端、脐周。

（5）系上尿布，穿好衣物，整理用物，做好记录。

三、操作要点

（1）正确指导产妇和家属换尿布的方法，避免尿液浸湿脐部，保持脐部干燥。

（2）观察脐部有无异常分泌物、有无渗血、皮肤红肿等情况。

第五节 氧疗法

一、目的

提高动脉血氧分压和动脉血氧饱和度,增加动脉血氧含量,纠正各种因素导致的缺氧状态,促进组织的新陈代谢,维持机体正常生命活动。

根据呼吸衰竭的类型及缺氧的严重程度,选择给氧方法和吸入氧分数。Ⅰ型呼吸衰竭:PaO_2在50～60 mmHg,$PaCO_2$<50 mmHg,应给予中流量(2～4 L/min)吸氧,吸入氧浓度(>35%)。Ⅱ型呼吸衰竭:PaO_2在40～50 mmHg,$PaCO_2$正常,间断给予高流量(4～6 L/min)高浓度(>50%),若PaO_2>70 mmHg时,应逐渐降低吸氧浓度,防止长期吸入高浓度氧引起中毒。

供氧装置分为氧气筒和管道氧气装置两种。

给氧方法分为鼻导管给氧、氧气面罩给氧及高压给氧。

氧气面罩给氧适于长期使用氧气,患者严重缺氧、神志不清,病情较重者,氧气面罩吸入氧分数最高可达90%,但由于气流及无法及时喝水,常会造成口腔干燥、沟通及谈话受限。而双侧鼻导管给氧则没有这些问题。鼻导管给氧方法又分为单侧鼻导管给氧法和双侧鼻导管给氧法。

吸氧方式的选择:严重缺氧但无二氧化碳潴留者,宜采用面罩吸氧(吸入氧分数最高可达90%);缺氧伴有二氧化碳潴留者可用双侧鼻导管吸氧方法。

二、准备

(一)用物准备

1.治疗盘外

氧气装置一套包括氧气筒(管道氧气装置)、氧气流量表装置、扳手、用氧记录单、笔、安全别针。

2.治疗盘内

橡胶管、湿化瓶、无菌容器内盛一次性双侧鼻导管或一次性吸氧面罩、消毒玻璃接管、无菌持物镊、无菌纱布缸、治疗碗内盛蒸馏水、弯盘、棉签、胶布、松节油。

3.氧气筒

氧气筒顶部有一总开关，能够控制氧气的进出。氧气筒颈部的侧面，有一气门与氧气表相连，是氧气自氧气瓶中输出的途径。

4.氧气流量表装置

氧气流量表装置由压力表、减压阀、安全阀、流量表和湿化瓶组成。压力表测量氧气筒内的压力。减压阀是一种自动弹簧装置，将氧气筒流出的氧压力减至 2~3 kg/cm^2（0.2~0.3 mPa），使流量平稳安全。当氧流量过大、压力过高时，安全阀内部活塞自行上推，过多的氧气由四周小孔流出，确保安全。流量表是测量每分钟氧气的流量，流量表内有浮标上端平面所指的刻度，可知氧气每分钟的流出量。湿化瓶内盛 1/3~1/2 蒸馏水、凉开水、20%~30%酒精（急性肺水肿患者吸氧时用，可降低肺泡内泡沫的表面张力，使泡沫破裂，扩大气体和肺泡壁接触面积使气体易于弥散，改善气体交换功能），通气管浸入水中，湿化瓶出口与鼻导管或面罩相连，湿化氧气。

5.装表

把氧气放在氧气架上，打开总开关放出少量氧气，快速关上总开关，此为吹尘（为防止氧气瓶上灰尘吹入氧气表内）。然后将氧气表向后稍微倾斜置于气阀上，用手初步旋紧固定然后再用扳手旋紧螺帽，使氧气表立于氧气筒旁，按湿化瓶，打开氧气检查氧气装置是否漏气、氧气输出是否通畅后，关闭流量表开关，推至病床旁备用。

（二）患者、护理人员及环境准备

使患者了解吸氧目的、方法、注意事项及配合要点。取舒适体位，调整情绪。护理人员应衣帽整齐，修剪指甲，洗手，戴口罩。环境安静、整洁，光线、温湿度适宜，远离火源。

三、操作步骤

（1）携用物至病床旁，再次核对患者。

（2）用湿棉签清洁患者双侧鼻腔，清除鼻腔分泌物。

（3）连接鼻导管及湿化瓶的出口。调节氧流量，轻度缺氧 1～2 L/min，中度缺氧 2～4 L/min，重度缺氧 4～6 L/min，氧气筒内的氧气流量=氧气筒容积（L）×压力表指示的压力（kg/cm）/1 kg/cm^2。

（4）将鼻导管插入患者双侧鼻腔约 1 cm，鼻导管环绕患者耳部向下放置，动作要轻柔，避免损伤黏膜，根据情况调整长度。

（5）停止用氧时，先取下鼻导管（避免误操作引起肺组织损伤），后安置患者于舒适体位。

（6）关流量表开关，关氧气筒总阀，再开流量表开关，放出余气，再关流量表开关，最后撤表（中心供氧装置，取下鼻导管后，直接关闭流量表开关）。

（7）处理用物，预防交叉感染。

（8）记录停止用氧时间及效果。

四、注意事项

（1）用氧时认真做好四防：防火、防震、防热、防油。

（2）禁用带油的手进行操作，氧气和螺旋口禁止上油。

（3）氧气筒内氧气不能用完，压力表指针应>0.5 mPa。

（4）防止灰尘进入氧气瓶，避免充氧时引起爆炸。

（5）长期、高浓度吸氧者观察患者有无胸骨后灼热感、干咳、恶心呕吐、烦躁及进行性呼吸困难加重等氧中毒现象。

（6）长期吸氧，吸氧浓度应<40%。氧气浓度与氧流量的关系：吸氧浓度（%）=21+4×氧气流量（L/min）。

第六节 冷热疗法

一、温水擦浴

（一）目的

适合体温在 39.5℃以上，伴有寒战、四肢末梢厥冷患者，能减少血管收缩，能迅速蒸发带走机体大量的热能，散热效果快而强。

（二）准备

1.用物准备

治疗盘内：浴巾 1 条、小毛巾 2 块、手套 1 副、热水袋（内装 60～70℃热水）及套、冰袋（内装 1/2 满冰袋）及套或冰槽。

治疗盘外：温水擦浴盆内盛 32～34℃温水，2/3 满，必要时备衣裤。冰块、帆布袋、木槌、盆、冷水、毛巾、勺、水桶、肛表、海绵。冰槽降温时备不脱脂棉球及凡士林纱布。

2.患者、护理人员及环境准备

向患者及家属解释温水擦浴的目的、操作过程等相关知识，取得患者的配合。根据病情取适宜卧位，必要时排尿。护理人员衣着整洁，修剪指甲，洗手，戴口罩。环境安静、安全、整洁、舒适。光线、温湿度适宜，关闭门窗，必要时备屏风。

（三）评估

（1）评估患者年龄、病情、体温、意识状况、语言表达能力、治疗情况、活动能力和合作程度。

（2）观察局部皮肤状况如皮肤颜色、温度、完整性、有无感觉障碍、对冷热的敏感度等。

（四）操作步骤

（1）确认患者，了解病情，解除患者紧张情绪，使患者有安全感。

（2）关闭门窗，预防患者受凉。

（3）松开床尾盖被，协助患者脱去上衣。必要时采用屏风遮挡患者隐私。

（4）冰袋或冰帽置患者头部，热水袋置患者足底。热水袋置足底，能促进足底血管扩张，冰袋或冰帽置头部，有利于降温并防止头部充血，预防脑水肿发生，并减轻患者不适感。

（5）将浴巾垫于要擦拭部位下方，小毛巾放入温水中浸湿后，拧至半干，包裹于手上呈手套状，以离心方式擦拭，擦拭完毕，用大毛巾擦干皮肤。浴巾垫于要擦拭部位下方，防止浸湿，保护床单位。如为隔离患者，按隔离原则进行操作。

（6）患者取仰卧位脱去上衣，擦拭双上肢，其顺序为：颈外侧、上臂外侧、手背、腋窝、上臂内侧、手心。

（7）患者取仰卧位，擦拭腰背部，顺序为：颈下肩部、背部、臀部，擦拭完毕，穿好衣服。体表大血管流经丰富部位适当延长擦拭时间（颈部、腋窝、肘窝、手心、腹股沟、腘窝），以促进散热，增加疗效。禁忌在胸前区、腹部、后颈、足底部擦浴。

（8）患者取仰卧位，脱去裤子，擦拭双下肢，顺序为：髂骨、大腿外侧、内踝、臀部、大腿后侧、腘窝、足跟擦拭完毕，穿好裤子。擦拭时间一般控制在20分钟内。

（9）取出热水袋，密切观察患者生命体征。

（10）擦浴30分钟后测试体温，体温降至39℃以下时，拿下头部冰袋。

（11）协助患者取舒适体位，整理床单位。

（12）处理用物，用物清洁消毒后备用。

（13）洗手，记录。体温单上显示物理降温。

（五）注意事项

（1）在给患者实施的过程中，护士应密切观察患者的反应如寒战、面色、脉搏、呼吸等异常反应，出现异常应立即停止操作。

（2）胸前区、腹部、后颈、足底为禁忌擦浴部位。

（3）擦浴30分钟后测量体温并记录，若体温下降为降温有效。

（4）操作方法轻稳、省力，保护患者安全及隐私。

（5）注意保护患者床单干燥，无水渍。

二、干热疗法

（一）目的

帮助患者提升体温，提高舒适度，缓解挛痉、减轻疼痛。

（二）准备

1.用物准备

治疗盘内：毛巾、手套 1 副、热水袋及一次性布套。

治疗盘外：盛水容器、热水。

2.患者、护理人员及环境准备

向患者及家属解释温水擦浴的目的、操作过程等相关知识，取得患者的配合。根据病情取适宜卧位，必要时排尿。护理人员衣着整洁，修剪指甲，洗手，戴口罩。环境安静、安全、整洁、舒适。光线、温湿度适宜，关闭门窗，必要时备屏风。

（三）评估

（1）评估患者年龄、病情、体温、意识状况、语言表达能力、治疗情况、活动能力和合作程度。

（2）观察局部皮肤状况如皮肤颜色、温度、完整性、有无感觉障碍、对冷热的敏感度等。

（四）操作步骤

（1）确认患者，了解病情，解除患者紧张情绪，给患者安全感。关闭门窗，预防患者受凉。

（2）调配水温，成人一般为 60～70℃，昏迷、感觉迟钝、老人、婴幼儿及循环衰竭患者，水温应控制在 50℃以下，灌调配好的水 1/2～2/3 满，灌水过多，可使热水袋膨胀变硬，柔软舒适感下降，且与皮肤接触面积减少，热效应减小，疗效降低。

（3）排出袋内空气并拧紧塞子，防止影响热传导。用毛巾擦干热水袋，倒置，检查热水袋有无破损、漏水。

（4）将热水袋装入套内，必要时，布套外再用毛巾包裹，避免热水袋与患者皮肤直接接触发生烫伤。

（5）协助患者取舒适体位，暴露用热部位，必要时用屏风遮挡，将热水袋放置其用热部位。

（6）观察患者用热部位效果及反应（如有异常立即停止热疗），30分钟后，撤去热水袋（如为保温，可持续，但应及时更换热水不超过50℃）。倒空热水，倒挂水袋晾干，吹入少量空气防止粘连，夹紧塞子，热水袋送洗消毒备用。

（7）协助患者取舒适体位，整理床单位，洗手，记录用热部位、时间、效果、患者的反应情况等。

（五）注意事项

（1）有出血倾向、面部危险三角区感染、软组织损伤或扭伤48小时以内、急性炎症期、恶性病变部位严禁热敷。

（2）随时观察局部皮肤情况，特别是意识不清、语言障碍者。

（3）使用热水袋保暖者，每30分钟检查一次水温情况，及时更换热水。

（4）控制水温，成人为60~70℃，昏迷、老人、婴幼儿感觉迟钝者水温应调至50℃。

（5）热水袋应浸泡或熏蒸消毒，严禁高压消毒。

三、湿热疗法

（一）目的

热湿敷可促进血液循环、消炎、消肿、止痛。

（二）准备

1.用物准备

治疗盘内：一次性橡胶单、治疗巾、棉签、防水巾、大于患处面积敷布数块、长镊子2把、纱布数块、凡士林及开放性伤口备所用换药物品。

治疗盘外：水温计、盛有热水的容器及加热器。

2.患者、护理人员及环境准备

向患者及家属解释温水擦浴的目的、操作过程等相关知识，取得患者的配合。根据病情取适宜卧位，必要时排尿。护理人员衣着整洁，修剪指甲，洗手，戴口罩。环境安静、安全、整洁、舒适，光线、温湿度适宜，关闭门窗，必要时备屏风。

（三）评估

（1）评估患者年龄、病情、体温、意识状况、语言表达能力、治疗情况、活动能力和合作程度。

（2）观察局部皮肤状况如皮肤颜色、温度、完整性、有无感觉障碍、对冷热的敏感度等。

（四）操作步骤

（1）协助患者取舒适体位，暴露患处，必要时用屏风遮挡，以保护患者隐私，涂凡士林于受敷部位，上盖一层纱布，受敷部位下方，垫橡胶单和治疗巾。

（2）敷布浸入水温为50~60℃热水中浸透，用长钳夹出拧至半干，以不滴水为度抖开。打开敷布，折叠后放于患处，上盖防水巾及棉垫。

（3）根据环境温度每3~5分钟更换一次敷布，一次持续15~20分钟，维持敷布温度。可用热源加热盆内水或及时调换盆内热水，维持水温，若患者感觉过热时可掀起一角散热。

（4）观察患者局部皮肤情况，全身反应，如有异常立即停止热湿敷。

（5）热湿敷结束后，撤去敷布和纱布，擦去凡士林，干毛巾擦干皮肤，撤去一次性橡胶单和治疗巾。

（6）协助患者躺卧舒适，整理好床单位，洗手，记录用热部位、时间、效果、患者反应。

（五）注意事项

（1）若患者热敷部位不禁忌压力，可用热水袋放置在敷布上再盖以大毛巾，以维持温度。

（2）面部热敷者，应间隔30分钟后，方可外出，以防感冒。

（3）热湿敷过程中注意局部皮肤变化（如患者皮肤感觉是否温暖、舒适、血液循环是否良好等），防止烫伤。

（4）若热敷部位有伤口，应按无菌技术操作原则进行湿敷，湿敷后进行外科常规换药。

（5）操作方法轻稳、省力，保护患者安全，注意保护患者床单干燥，无水渍。

第七节　机械吸痰法

一、目的

清除呼吸道分泌物，保持呼吸道通畅，预防并发症发生。适用于排痰无力、痰液黏稠、意识不清、危重、老年体弱及身体各脏器衰竭者。可通过患者口腔、鼻腔、气管插管或气管切开处进行负压吸引。

二、准备

（一）用物准备

治疗盘外：电动吸引器或中心吸引器包括：马达、偏心轮、气体过滤器、压力表、安全瓶、储液瓶。开口器、舌钳、压舌板、电源插座等。

治疗盘内：带盖缸2只（1只盛消毒一次性吸痰管若干根、1只盛有消毒液的盐水瓶）、消毒玻璃接管、治疗碗2个（1只内盛无菌生理盐水、1只内盛消毒液用于消毒玻璃接管）、弯盘、消毒纱布、无菌弯血管钳1把、消毒镊子1把、棉签1包、液状石蜡、冰硼散等，急救箱1个备用。

（二）患者、护理人员及环境准备

患者取舒适体位，稳定情绪，了解吸痰目的、方法、注意事项及配合要点。护理人员应衣帽整齐，修剪指甲，洗手，戴口罩。环境安静、整洁，光线、温湿度适宜。

三、操作步骤

（1）携用物至病床旁，接通电源，打开开关，调节负压，检查吸引器性能。

（2）检查患者口腔（昏迷患者可借助压舌板及开口器）、鼻腔，有无义齿，如有应先取下活动义齿，患者头部转向一侧，面向操作者。

（3）连接吸痰管，先吸少量生理盐水。用于检查吸痰管是否通畅，并润滑吸痰管前端。

（4）一手反折吸痰管末端，另一手持无菌弯血管钳或无菌镊子夹取吸痰管前端，插入口咽部约 10～15 cm（过深可触及支气管处，易堵塞呼吸道）后，放松吸痰管末端，先吸口咽部分泌物，再吸气管内分泌物。吸痰时采取上下左右旋转向上提吸痰管的方法，有利于呼吸道分泌物吸出，避免损伤呼吸道黏膜。每次吸引时间少于 15 秒，防止缺氧。

（5）吸痰管拔出后，用生理盐水抽吸。防止分泌物堵塞吸痰管。

（6）观察患者呼吸道是否畅通及面部、呼吸、心率、血压等情况及吸出液的色、质、量。

（7）协助患者擦净面部分泌物，整理床单位，取舒适体位。

（8）处理用物，吸痰管玻璃接头清洁后，放入盛有消毒液的治疗碗中浸泡，或清洁后，置于低温消毒箱内消毒备用。

（9）洗手，观察并记录治疗效果与反应。

四、注意事项

（1）严格无菌操作，吸痰管应即吸即弃。

（2）吸痰动作应轻柔，以防呼吸道黏膜损伤。

（3）痰液黏稠者可配合叩击、雾化吸入，提高治疗效果。

（4）储液瓶内的液体不得超过 2/3。

（5）每次吸痰时间不超过 15 秒，以免缺氧。

（6）两次吸痰间隔不少于 30 分钟。

（7）气管隆突处不宜反复刺激，避免引起咳嗽反射。

第八节 导尿术

一、目的

（1）为尿潴留患者解除痛苦；使尿失禁患者保持会阴清洁干燥。

（2）收集无菌尿标本，做细菌培养。

（3）避免盆腔手术时误伤膀胱，为危重、休克患者正确记录尿量，为测尿比重提供依据。

（4）检查膀胱功能，测膀胱容量、压力及残余尿量。

（5）鉴别尿闭和尿潴留，以明确肾功能不全或排尿功能障碍。

二、准备

（一）物品准备

治疗盘内：橡皮圈1个，别针1枚，备皮用物1套，一次性无菌导尿包1套（治疗碗2个、弯盘、双腔气囊导尿管根据年龄选不同型号尿管，弯血管钳1把、镊子1把、小药杯内置棉球若干个，液状石蜡棉球瓶1个，洞巾1块）。弯盘1个，一次性手套1双，治疗碗1个（内盛棉球若干个），弯血管钳1把、镊子2把、无菌手套1双，常用消毒溶液：0.1%苯扎溴铵（新洁尔灭）、0.1%洗必泰等，无菌持物钳及容器1套，男患者导尿另备无菌纱布2块。

治疗盘外：小橡胶单和治疗巾1套（或一次性治疗巾），便盆及便盆巾。

（二）患者、护理人员及环境准备

让患者了解导尿目的、方法、注意事项及配合要点。取仰卧屈膝位，调整情绪，指导或协助患者清洗外阴，备便盆。护理人员应衣帽整齐，修剪指甲，洗手，戴口罩。环境安静、整洁，光线、温湿度适宜，关闭门窗，备屏风或隔帘。

三、评估

（1）评估患者病情、治疗情况、意识、心理状态及合作度。

（2）患者排尿功能异常的程度，膀胱充盈度及会阴部皮肤、黏膜的完整性。

（3）向患者解释导尿的目的、方法、注意事项及配合要点。

四、操作步骤

将用物推至患者处，核对患者床号、姓名，向患者解释导尿的目的、方法、注意事项及配合要点，消除患者紧张和窘迫的心理，以取得合作。

（1）用屏风或隔帘遮挡患者，保护患者的隐私，使患者精神放松。

（2）帮助患者清洗外阴部，减少逆行尿路感染的机会。

（3）检查导尿包的日期，是否严密干燥，确保物品无菌性，防止尿路感染。

（4）根据男女性尿道解剖特点执行不同的导尿术。

（一）男性患者导尿术操作步骤

（1）操作者位于患者右侧，帮助患者取仰卧屈膝位，脱去对侧裤腿，盖在近侧腿上，对侧下肢和上身用盖被盖好，两腿略外展，暴露外阴部。

（2）将一次性橡胶单和治疗巾垫于患者臀下，弯盘放于患者臀部，治疗碗内盛棉球若干个。

（3）左手戴手套，用纱布裹住阴茎前1/3，将阴茎提起，另一手持镊子夹消毒棉球按顺序消毒，阴茎后2/3部—阴阜—阴囊暴露面。

（4）用无菌纱布包裹消毒过的阴茎后2/3部—阴阜—阴囊暴露面，消毒阴茎前1/3，并将包皮向后推，换另一把镊子夹消毒棉球消毒尿道口，向外螺旋式擦拭龟头—冠状沟—尿道口数次，包皮和冠状沟易藏污，应彻底消毒，预防感染。污棉球置于弯盘内移至床尾。

（5）在患者两腿间打开无菌导尿包，用持物钳夹浸消毒液的棉球于药杯内。

（6）戴无菌手套，铺洞巾，使洞巾与包布内面形成无菌区域。叮嘱患者勿移动肢体保持体位，以免污染无菌区。

（7）按操作顺序排列好用物，用镊子取液状石蜡棉球，润滑导尿管前端。

（8）左手用纱布裹住阴茎并提起，使之与腹壁呈60°，使耻骨前弯消失，便于插管。将包皮向后推，右手用镊子夹取浸消毒液的棉球，按顺序消毒尿道口、螺旋消毒龟头、冠状沟、尿道口数遍，每个棉球只可用一次，禁止重复使用，确保消毒部位不受污染，污棉球置于弯盘内，右手将弯盘移至靠近床尾无菌区域边沿，便于操作。

（9）左手固定阴茎，右手将治疗碗置于洞巾口旁，男性尿道长而且又有三个狭窄处，当插管受阻时，应稍停片刻叮嘱患者深呼吸，减轻尿道括约肌紧张，再慢慢插入导尿管，切忌用力过猛而损伤尿道。

（10）用另一只血管钳夹持导尿管前端，对准尿道口轻轻插入约20～22 cm，见尿液流出后，再插入约2 cm，将尿液引流入治疗碗（第一次放尿不超过1000 mL，防止大量放尿，腹腔内压力急剧下降，血液大量滞留腹腔血管内，血压下降虚脱及膀胱内压突然降低，导致膀胱黏膜急剧充血，发生血尿）。

（11）治疗碗内尿液盛2/3满后，可用血管钳夹住导尿管末端，将尿液导入便器内，再打开导尿管继续放尿。注意询问患者的感觉，观察患者的反应。

（12）导尿毕，夹住导尿管末端，轻轻拔出导尿管，避免损伤尿道黏膜。撤下洞巾，擦净外阴，脱去手套置弯盘内，撤出臀部一次性橡胶单和治疗巾置于治疗车下层。协助患者穿好裤子，整理床单位。

（13）整理用物。

（14）洗手，记录。

（二）女性患者导尿术操作步骤

（1）操作者位于患者右侧，帮助患者取仰卧屈膝位，脱去对侧裤腿，盖在近侧腿上，对侧下肢和上身用盖被盖好，两腿略外展，暴露外阴部。

（2）将一次性橡胶单和治疗巾垫于患者臀下，弯盘放于患者臀部，治疗碗内盛棉球若干个。

（3）左手戴手套，右手持血管钳夹取消毒棉球做外阴初步消毒，按由外向内、自上而下顺序，依次消毒阴阜、两侧大阴唇。

（4）左手分开大阴唇，换另一把镊子按顺序消毒大小阴唇之间—小阴唇—尿道口—自尿道口至肛门，减少逆行感染的机会。污棉球置于弯盘内，消毒完毕，脱下手套置于治疗碗内，污物置于治疗车下层。

（5）在患者两腿间打开无菌导尿包，用持物钳夹浸消毒液的棉球于药杯内。

（6）戴无菌手套，铺洞巾，使洞巾与包布内面形成无菌区域。叮嘱患者勿移动肢体保持体位，以免污染无菌区。

（7）按操作顺序排列好用物，用镊子取液状石蜡棉球，润滑导尿管前端。

（8）左手拇指、食指分开并固定小阴唇，右手持弯持物钳夹取消毒棉球，按由内向外、自上而下顺序消毒尿道口、两侧小阴唇、尿道口，尿道口处要重复消毒一次，将棉球及弯血管钳置于弯盘内，右手将弯盘移至靠近床尾无菌区域边沿，便于操作。

（9）右手将无菌治疗碗移至洞巾旁，叮嘱患者张口呼吸，用另一只弯血管钳夹持导尿管对准导尿口轻轻插入尿道 4~6 cm，见尿液后再插入 1~2 cm。

（10）左手松开小阴唇，下移固定导尿管，将尿液引入治疗碗内。注意询问患者的感觉，观察患者的反应。

（11）导尿毕，夹住导管末端，轻轻拔出导尿管，避免损伤尿道黏膜。撤下洞巾，擦净外阴，脱去手套置弯盘内，撤出臀部一次性橡胶单和治疗巾置于治疗车下层。协助患者穿好裤子，整理床单位。

（12）整理用物。

（13）洗手，记录。

五、注意事项

（1）向患者及其家属解释留置导尿管的目的和护理方法，使其认识到预防泌尿道感染的重要性，并主动参与护理。

（2）保持引流通畅，避免导尿管扭曲堵塞，造成引流不畅。

（3）防止泌尿系统逆行感染。

（4）患者每日摄入足够的液体，每日尿量维持在 2000 mL 以上，达到自然冲洗尿路的目的，以减少尿路感染和结石的发生。

（5）保持尿道口清洁，女性患者用消毒棉球擦拭外阴及尿道口，如分泌物过多，可用 0.02%高锰酸钾溶液冲洗，再用消毒棉球擦拭外阴及尿道口。男性患者用消毒棉球擦拭尿道口、阴茎头及包皮，1～2 次/天。

（6）每周定时更换集尿袋 1 次，定时排空集尿袋，并记录尿量。

（7）每月定时更换导尿管 1 次。

（8）采用间歇性夹管方式，训练膀胱反射功能。关闭导尿管，每 4 小时开放 1 次，使膀胱定时充盈和排空，促进膀胱功能的恢复。

（9）离床活动时，应用胶布将导尿管远端固定在大腿上，集尿袋不得超过膀胱高度，防止尿液逆流。

（10）协助患者更换体位，倾听患者主诉，并观察尿液性状、颜色和量，尿常规每周检查一次，若发现尿液浑浊、沉淀、有结晶，应做膀胱冲洗。

第二章 住院患儿的护理

儿童正处于生长发育的重要阶段，患病和住院不仅给小儿的身体带来痛苦，而且容易造成其心理创伤。为减轻儿童住院的压力，护士应了解住院对患儿及其家庭的影响，在患病儿童住院期间给予全面的身心护理。

在医院中，儿科医疗机构一般包括儿科门诊、儿科急诊及儿科病房三部分。由于小儿抵抗力较成人低，而综合医院中成人患者较小儿多，因此，为防止交互感染，儿科门诊、急诊应设在一层楼的一角，有单独的出入口、挂号处、药房及化验室等设施。儿科病房的设置应在较安全的地点。

第一节 儿科健康评估的特点

小儿时期是不断生长发育的动态变化时期，无论在心理方面，还是在生理方面均不成熟，特别容易受环境影响，使自身的生理功能发生变化。因此，在评估小儿的健康状况时，要掌握小儿的身心特点，运用多方面知识，以获得全面、正确的主客观资料，为制定护理方案打下良好基础。

一、收集资料

收集资料的方式有交谈、观察、体格检查及阅读与患儿相关的病史资料。

1.交谈

儿科护士通过与患儿、家长、其他照顾者交谈，了解患儿的疾病情况。

（1）一般状况：包括患儿姓名、性别、年龄（新生儿记录日龄，婴儿记录月龄，年长儿记录到几岁几个月）、出生时期、民族、入院日期、通信地址、联系电话。

（2）主诉、现病史：主诉即来院诊治的主要原因及发病经过。现病史指按疾病症状出现的先后顺序，了解发病情况、症状特征。如这次患病情况，包括发病时间、主要症状（包括其他系统和全身的伴随症状）、发病和发展、严重程度、部位性质等及检查治疗情况。

（3）既往史：包括出生、喂养、生长发育、免疫接种、既往健康史、过敏史、日常活动及心理-社会史。

1）出生史：患儿系第几胎、第几产，是否足月、早产或过期，其母孕期情况及分娩方式，出生体重、身长，有无窒息、产伤、Apgar评分等。对新生儿及婴儿尤应详细了解。

2）喂养史：患儿自婴儿期的喂养方式，是母乳喂养还是人工喂养，辅食添加及断奶情况，近期进食的种类、餐次、食欲、大小便情况等，有无挑食、偏食、吃零食等不良饮食习惯。

3）生长发育史：了解患儿生长发育情况，体格生长指标如体重、身高、头围、胸围、腹围等增长情况；语言、动作及神经精神方面的发育情况。如前后囟门闭合时间及乳牙萌出时间、数目；会抬头、独坐、站、走路及会说话的时间；会笑、认人，控制排尿、排便时间。

4）免疫接种史：包括所有的疫苗是否按时接种的记录，接种后有无不良反应。

5）既往健康史：曾患何种疾病，既往住院史、传染病史、药物及食物过敏史、预防接种情况。曾患疾病的治疗情况，治疗结果。

6）过敏史：是否有过敏性疾病，有无对药物、食物或某种特殊物质（如植物、动物或纤维）的过敏史，特别应注意患儿的药物过敏史。

7）日常活动：主要包括饮食、睡眠、排泄、清洁习惯及自理情况，是否有特殊行为习惯。

8）心理-社会支持状况：了解患儿神经心理的发育水平如感知、运动、语言和心理过程及性格；了解患儿在学校的表现、不良习惯和家庭环境；了解其自我概念、适应技能等。

（4）注意事项：采集健康史时，要采取耐心听取与重点提问相结合的方法，精神集中，注意倾听，不随意打断家长的诉说，不使用暗示语言引导家长做出护理人员期待的回答。对年长患儿可让其补充叙述病情，以取得直接的感受。询问时避免使用医学术语，态度要和蔼，取得对方的信任，以获取准确的、完整的资料，为护理诊断提供可靠的依据。当患儿病情危重时，应简明扼要地问明主要病史，边询问边检查和抢救，以免耽误救治，详细的病史采集可在患儿病情稳定后进行。

2.护理观察

患儿入院后，护士应通过视、听、触、嗅等感觉器官随时观察其身心状况，以收集有关资料。视诊可了解患儿身体特点、面部表情、行为表现、步态、姿势等。通过听觉，了解患儿是否有喘息、呼吸道是否有痰液阻塞、哭声是否无力等。通过触觉，感觉皮肤的温、湿度及器官的大小变化。通过嗅觉，了解排出物的气味等。由于小儿的言语表达能力有限，儿科护理观察在护理健康评估中尤其重要。

3.护理体检

目的是通过对患儿身体进行全面检查，对患儿在身心、社会方面的功能进行评估，为制订护理计划提供依据。内容和方法如下。

（1）一般测量：包括体温、血压、脉搏、呼吸、身长、体重，必要时测量头围、胸围等。

1）体温：测量方法视小儿年龄和病情而定。年长儿可测口温，37.5℃以下为正常；小婴儿可测腋温，36~37℃为正常；肛温最准确，但对小儿刺激大，36.5~37.5℃为正常。

2）呼吸、脉搏：应在小儿安静时测量，呼吸频率可通过听诊或按小腹起伏计数，还可用少量棉花贴近患儿鼻孔边缘，观察棉花纤维扇动计数。除呼吸频率外，呼吸节律及深浅度也应注意。年幼儿腕部脉搏不易扪及，可计数颈动脉或股动脉搏动，也可通过心脏听诊测得。

3）血压：不同年龄小儿选用的血压计袖带宽度不同，宽度应为上臂长度的2/3，新生儿及小婴儿可用简易潮红法或多普勒超声诊断仪测定。不同年龄血压正常平均值可用公式推算：收缩压（mmHg）=80+（年龄×2），舒张压为收缩压的2/3。

（2）一般情况：营养状况，面容、神态，对外界刺激的反应，体位、步态，哭声，语言的流畅、清晰程度及病后的情绪反应等。

（3）皮肤及毛发：皮肤颜色、弹性、温度、湿润度，皮下脂肪厚度，有无皮疹、出汗、瘀点、脱屑、色素沉着；毛发颜色、光泽、有无干枯、易折、脱发。

（4）淋巴结：检查耳前、耳后、枕部、枕后、颈部、腋窝、腹股沟等部位的浅表淋巴结。注意大小、数目、质地、活动度及有无压痛等。

（5）头部

1）头颅：注意检查头颅大小、形状，有无方颅，颅缝是否闭合或增宽、有无颅骨软化；囟门是否闭合，并测其大小，注意紧张度，是否膨隆和凹陷；有无血肿、产瘤、颅骨缺损等。

2）眼：眼裂是否对称，眼睑有无浮肿，眼球活动情况、有无突出，结膜有无充血，角膜有无浑浊、溃疡，有无流泪、分泌物，巩膜有无黄染，瞳孔大小、对称性及对光反射。眼部应注意有无结膜干燥斑、疱疹性结膜炎以及角膜浑浊及溃疡。

3）耳、鼻：有无畸形及分泌物，有无外耳道牵拉痛，乳突有无红肿、压痛，注意耳部有无流脓。有无鼻腔分泌物、出血，呼吸是否通畅，有无鼻翼扇动，副鼻窦有无压痛。

4）口腔：嘴唇有无苍白、发绀，是湿润还是干燥，有无张口呼吸、口角糜烂，牙龈、颊黏膜有无充血，口腔黏膜有无麻疹黏膜斑或溃疡、鹅口疮；有无舌大、伸舌、喜弄舌现象；牙齿数目，有无龋齿。

（6）颈部：外观是否正常，有无斜颈，活动是否自如，气管位置是否居中，颈静脉有无怒张，甲状腺的大小情况。

（7）胸部

1）胸廓：新生儿胸廓为桶形，年龄渐长，横径增加较快，2岁时横径大于前后径；10岁时胸廓与成人相同。婴儿肋骨横置呈水平位，膈肌位置较高，2岁后肋骨逐渐形成斜位。检查胸部应注意其形状，有无鸡胸、漏斗胸、肋骨串珠、郝氏沟，有无前区膨隆或其他畸形等。

2）肺部：视诊呼吸频率、节律，有无呼吸困难和呼吸深浅改变；触诊语颤有无改变；叩诊有无异常浊音、鼓音或实音；听诊呼吸音是否正常，有无啰音（性质、部位）。

3）心脏：视诊心前区有无隆起，心尖搏动位置、范围、性质；触诊有无震颤；叩诊心界大小；听诊心率、节律、心音强度，有无杂音。

（8）腹部：视诊大小形状，腹壁有无静脉曲张，有无脐疝，能否见到蠕动波和肠形，新生儿注意脐部有无出血、分泌物、炎症；触诊腹壁紧张度，有无压痛或肿块，肝、脾有无肿大及压痛，正常小儿肝脏在肋下 1～2 cm 处可扪及，柔软无压痛。叩诊有无移动性浊音；听诊肠鸣音是否正常。

（9）外生殖器与肛门：外生殖器有无畸形，男孩有无隐睾、鞘膜积液、包茎、疝气；女孩外阴有无异常分泌物；肛门有无畸形、肛裂及直肠脱垂。

（10）脊柱与四肢：脊柱有无畸形、压痛，活动有无障碍；四肢外形有无异常，运动是否受限；肌张力是否正常。

（11）神经反射：正常的生理反射是否存在；有无病理反射；新生儿需另外检查拥抱反射、吸吮反射。

护理体检时应注意：①室内应安静、光线明亮、温度适宜；②按小儿年龄及所需检查部位采取合适的体位、姿势；③检查者的手应清洁、温暖，态度和蔼，动作轻柔；④根据小儿的年龄特点及耐受程度对体检的顺序进行适当调整；对急诊及被抢救的患儿，先重点检查生命体征及与疾病有关的部位，边检查、边抢救，全面的体检等病情稳定后再进行。

4.阅读

查阅与患儿疾病有关的医学资料、医疗病历及其他与护理评估有关的记录。

二、护理诊断

将收集的所有资料，进行综合评估，确定患儿目前主要的健康问题，做出护理诊断，以便制订下一步的护理计划，这也是护士为达到预期目标选择护理措施的基础，而预期目标是由护士负责制定的。护理诊断应符合目前通用的北美护理诊断协会（NANDA）的 148 项护理诊断。

在为患儿做护理诊断时，应考虑：①由于患儿正处于生长发育的过程中，做患儿的护理诊断既要考虑疾病造成的健康问题，也要考虑患儿是否存在生长、发育异常。②由于小儿不能准确自述病情，缺乏自理能力，需要依靠照顾者叙述病情，在患儿生病后，因有些家长知识缺乏而直接影响对患儿的健康照顾，因此护理诊断就包括家长关于患儿所患疾病认知的诊断。

三、护理计划

护理计划是针对护理诊断制定的具体护理措施，是护理行动的指南。制定护理计划是为了指导护理行为，也为记录患儿的病情变化提供了文字材料，同时也是医护人员之间相互沟通的工具。护理计划的制定程序如下：

1. 设定优先次序

一个患儿可能有一个或几个护理诊断，须根据轻、重、缓、急排列优先次序。首先确定对患儿生命有威胁的、需要立刻采取行动的问题，如不能维持自主呼吸、严重体液不足等。可按照马斯洛的人类基本需要层次论进行排列，优先解决患儿的生理需要。如呼吸困难的患儿，首先应保持其呼吸道通畅，给予氧气吸入，满足患儿对氧气的基本生理需要，维持其生命。其次在无原则冲突的情况下，可考虑其他需要。现存的问题优先处理，但不要忽视潜在的、有危险性的问题。

2. 设定预期目标（预期结果）

设定预期目标是指病人在接受护理后，期望其能达到的健康状态。目标要具体，如患儿能够完成的行为，该行为必须是可观察到的并可以测量，如患儿2周后可拄着拐杖走路；住院期间无皮肤破损。另外，目标有远期和近期之分。

3. 设定计划（选择护理措施）

设定预期目标后，护士要根据患儿的病情制定相应的具体护理措施，以达到特定的预期结果。一个预期目标需要制定几项护理措施来完成，如发热患儿确定的预期目标是患儿体温恢复正常，则护理措施为：①密切观察体温变化，体温超过38.5℃给予物理降温或遵医嘱给予药物降温，防止发生惊厥；②保证充分的水分及营养供给。此外，计划中还应包括对患儿及家长进行健康教育的内容，教会患儿及家长用以维持或重获最佳健康状况的知识技能。

四、实施计划

实施计划，是将设定的各项措施用于护理实践的具体行动。实施包括各式各样的护理活动。护士在实施过程中扮演多种角色，既是决策者、实施者又是教育者、组织者。在实施过程中，护士还要继续收集资料，评估患儿的健康状况和对护理措施的反应，随时进行调整。要及时书写护理记录，包括护理活动的内容、时间及患儿与家长的反应。儿科护士应具有灵活的应变能力，能根据患儿的病情变化随时调整护理计划，儿科护士应具备丰富的业务理论知识、熟练的护理技术及良好的人际关系，实施结果是评价实施者能力的标准。

五、护理评价

护理评价是将患儿的健康状况与设定的护理目标进行比较的一项护理活动，是护理程序的最后一个阶段。可以了解患儿是否达到预期目标，患儿的需求是否得到满足。虽然是最后一个步骤，但实际上评价在护理过程中一直存在，因为在每一项护理措施的进行中，护士一直在不断进行早期评价，最后一步的评价是一个全面的检查。评价按实现程度分为目标完全实现、目标部分实现、目标未实现。若发现目标部分实现或未实现应考虑下述问题，如收集资料是否充足，护理诊断是否确切，预期目标是否恰当。找出问题后，要在工作上加以改进，或重新收集资料，重新评估，重新制订符合患儿病情的护理程序并实施。

（一）护理评估

1.简要护理体检

（1）生命体征：体温37℃（根据评估时间）；脉搏80次/分钟；呼吸22次/分钟；血压右上肢140/90 mmHg（18.7/12 kPa），左上肢120/110 mmHg（16/14.7 kPa）（根据病情需要测量）。

（2）神志清醒。

（3）根据病情检查：①心率 80 次/分钟，律齐无杂音。②腹部柔软，对称，无压痛、反跳痛和肌紧张。③口腔黏膜完整，无溃疡、出血点及真菌感染。④皮肤黏膜完整，足踝部呈非凹陷性水肿（+），无皮疹、紫癜及蜘蛛痣。

（4）重要阳性体征及相关体征（提出与本病有关的两个体征）：①血压右上肢 140/90 mmHg（18.7/12kPa），左上肢 120/110 mmHg（16/14.7 kPa）。②足踝部呈非凹陷性水肿（+）。

2.主要辅助检查（提出与本病有关的 2 个实验室检查）

尿蛋白：（+～+++）。

血常规：白细胞计数为 13×10^9/L，血沉快。

3.目前治疗情况

低盐、低蛋白饮食。

静脉补液：5%葡萄糖、青霉素。

其他：口服利尿剂，记录 24 小时出入液量。

4.生活习惯

饮食：低盐、低蛋白饮食。

睡眠：好，9～10 小时/天；卧床休息。

排泄：大便正常，小便量少；记录 24 小时出入液量。

性格：较内向。

以往住院情况：无住院经历。

5.心理、社会资料

（1）患儿对住院的心理反应：新入院患儿对医院环境陌生，害怕离开父母，出现紧张焦虑，因家庭经济较困难，担心增加父母负担，出现抑郁，情绪较低落，表现为言语少、对别人的话较敏感。

（2）家长对护理的要求：家长希望医护人员多关心、照顾患儿，态度和蔼，操作仔细，并且能经常讲解一些与肾炎有关的知识，能积极配合，希望能早日出院。

（二）护理诊断/问题

（1）体液过多与水、钠潴留有关。

（2）焦虑与陌生环境有关。

（3）潜在并发症有高血压脑病。

（三）预期目标

（1）患儿水肿减轻至消失。

（2）患儿情绪稳定，能配合治疗及护理。

（3）不发生高血压脑病，或发生时能被及时发现。

（四）护理措施

1. 体液过多的护理

（1）绝对卧床休息。

（2）保持病室清洁，空气流通，每日通风2次，每次15～20分钟。

（3）限制钠盐及水分摄入，给予高糖、高维生素、适量脂肪的低盐、低蛋白饮食。

（4）按医嘱用利尿剂。

（5）详细准确记录24小时液体出入量。

（6）观察用药前后体重、尿量及水肿变化，并记录。

2. 预防高血压脑病

（1）严密观察血压变化，每日测血压1～2次，必要时按医嘱用降压药。

（2）观察患儿病情，若出现头痛、呕吐、眼花、复视等，立即让患儿卧床，头稍抬高，并监测生命体征，及时通知医生。

3. 心理护理

（1）在患儿住院期间，提供合适的床上娱乐用品，减轻陌生环境造成的焦虑。

（2）尽量多抽空陪伴患儿游戏、交流，给予舒适的抚摸和亲切和蔼的态度，认真回答患儿及其家长提出的问题。

（3）及时做好有关疾病康复的健康教育，使患儿及家长增强康复的信心，更好地配合治疗及护理。

（五）护理评价

（1）患儿水肿消失，水、钠潴留得到控制。

（2）患儿情绪稳定，能配合医疗及护理。

（3）患儿血压维持在正常范围。

第二节 住院患儿的心理护理

一、住院新生儿的心理反应与护理

（一）心理反应

新生儿已具备了视、听、嗅、味及触等基本的认知功能，其中听、味、触觉已相当灵敏，具有愉快和不愉快的情绪体验。新生儿大脑发育不完善，大脑皮质经常处于抑制状态，睡眠时间较长（20~22个小时），情绪反应常用哭声来表达。

（二）护理要点

在治疗、护理中，应将各项操作集中进行，动作轻柔，善于观察、体会患儿不同哭声所表达的情感需要，给予相应护理。同时要注意用亲切、关爱的目光注视患儿，给予身体上的触摸，使患儿得到愉快和安全的情绪体验。

二、住院婴儿的心理反应与护理

（一）心理反应

婴儿期是小儿身心发育最快的时期，对住院的反应随月龄增加而有所不同。5个月以前的患儿，如生理需要获得满足，入院后较少哭闹，能够安静，即使与母亲分离，出现的困扰尚不明显，但容易因住院而缺乏外界有益的刺激，感知觉和动作方面的发育会受到一定影响。另外，此时是婴儿和母亲开始建立信任感的时期，若患儿住院，此过程就会被迫中断。6个月后婴儿一般能认识自己的母亲，开始懂得认生，对母亲或抚育者的依恋性越来越强，故6个月~1岁的患儿住院反应强烈，主要表现为分离性焦虑，以哭闹表现与亲人分离的痛苦，对陌生环境与陌生人持拒绝态度。

（二）护理重点

护理人员应多与患儿接触，呼唤其乳名，使之对护士从逐渐熟悉到产生好感。尽量做到有固定的护士对患儿进行连续的护理，使患儿与护士能够建立起信任感。满足患儿的生理需要。向家长了解并在护理中尽量保持患儿住院前的生活习惯，可把患儿喜爱的玩具或物品放在床旁。通过耐心、细致的护理，使患儿感到护士像亲人一样爱自己，从而产生信任。对小婴儿特别要多给予抚摸、怀抱、微笑，提供适当的颜色、声音等感知觉的刺激，协助其进行全身或局部的动作训练，维持患儿正常的发育。

三、住院幼儿的心理反应与护理

（一）心理反应

幼儿对父母及其他亲人的爱护与照顾有着亲身的体验，住院后产生的心理变化比婴儿更强烈。若无亲人陪伴在医院或父母因故不能陪伴患儿，幼儿可能认为住院是对自己的惩罚，担心遭到父母的抛弃，由此产生分离性焦虑；幼儿对医院环境、生活等各方面均不熟悉，担心自身安全受到威胁；同时受语言表达与理解能力的限制，在表达需要、与他人交往上出现困难，感到苦恼。幼儿末期开始发展自主性，会对住院限制自己的活动产生不满情绪，这会使患儿拒绝接触医护人员。具体表现为以下三个阶段。

1.反抗表现为侵略性、攻击性行为。如：用语言攻击陌生人（"你讨厌！你走开！"），对陌生人进行身体攻击（脚踢、口咬、手打），企图逃跑找父母等。这些反抗行为可持续几小时甚至几天，哭叫直至精疲力竭，拒绝他人的劝阻、照顾。

2.儿童感到没有找到父母的希望,停止哭泣,但表现出明显的抑郁、悲伤、无活力,活动明显减少,对周围一切事物不感兴趣。此阶段易出现患儿逃避压力常用的行为方式——退行性行为,如吸吮自己的拇指或咬指甲、尿床、拒绝用杯子或碗而用奶瓶等。这些行为持续的时间对不同儿童来说可有所不同。儿童的身体状况可由于拒绝进水、进食或不活动等行为而受到伤害。

3.否认。住院时间长的患儿可进入此阶段。即把对父母的思念压制下来,克制自己的情感,能与周围人交往,而且形成新的人际关系,表现得很愉快,以满不在乎的态度对待父母来院探望或离去。但是,值得注意的是,这种行为只是一种无可奈何接受或忍受与父母分离的结果,而不是获得满足的表现。儿童把对父母的感情全部压制下来,以建立新的但很浅显的关系来应对失落和痛苦的情绪。他们变得以自我为中心,而且将重要的情感依附于物质上,父母来探视时,表现得满不在乎,一旦达到否认阶段,将对儿童产生难以扭转的、极其不利甚至永久性的影响。

(二)护理重点

以患儿能够理解的语言讲解医院的环境、生活安排,了解患儿表达需要和要求的特殊方式。运用语言与非语言沟通技巧,多与患儿交谈,以促进患儿语言能力的发展,达到互相理解。护士要注意自身行为举止,以良好的心态与形象影响患儿。对患儿入院后出现的反抗、哭闹等,应予以理解,允许其发泄不满。如发现患儿有退行性行为时,切不可当众指责,而是在病情允许时努力帮助其恢复,为患儿创造表现其自主性的机会,如自己洗手、吃饭等,尽量满足其独立行动的愿望。

四、住院学龄前患儿的心理反应与护理

(一)心理反应

学龄前患儿如果在住院后与父母分离,同幼儿一样会出现分离性焦虑,但因智能发展更趋完善,思维能力进一步发展,故表现较温和,如悄悄哭泣、难以入睡,能把情感和注意力更多地转移到游戏、绘画等活动中,来控制和调节自己的行动。此阶段患儿可有恐惧

心理，源于对陌生环境的不习惯、对疾病与住院的不理解，尤其惧怕因疾病或治疗而破坏了身体的完整性。同时，怀疑被父母遗弃和受到惩罚。

（二）护理重点

护理人员要关心、爱护、尊重患儿，尽快熟悉患儿。介绍病房环境及其他患儿，以助其减轻陌生感。根据患儿病情组织适当的游戏，其目的有：①通过治疗性游戏（当游戏起到应对恐惧和忧虑的作用时称为治疗性的游戏），以患儿容易理解的语言，讲解所患的疾病和治疗的必要性，使患儿清楚疾病和住院治疗不会对自己的身体构成威胁，使患儿确信住院不是惩罚。②以游戏表达患儿情感、发泄恐惧和焦虑情绪。在病情允许时，鼓励患儿适当地自我照顾，以帮助其树立自信心。③游戏的同时可进行健康教育。

五、住院学龄患儿的心理反应与护理

（一）心理反应

此阶段患儿的心理发展是进入一个重要转折点的时期，患儿已进入学校学习，学校生活在他们心目中占有相当重要的位置，住院与父母暂时分离并不是焦虑的原因，主要的反应是与学校及同学分离，耽误了学习，感到孤独，担心会落后。因对疾病缺乏了解，患儿忧虑自己会残疾或死亡；因怕羞而不愿配合体格检查，不愿意回答个人卫生方面的问题；也有的患儿会产生因自己住院给家庭造成严重的经济负担而感到内疚的心理。由于此阶段患儿自尊心较强，独立性增加，所以，尽管他们的心理活动很多，但表现比较隐匿，努力装出若无其事的样子来掩盖内心的恐慌。患儿产生的心理反应是恐惧不安、悲伤、胆怯、孤独等，较大患儿可有焦虑、抑郁、睡眠障碍、闷闷不乐等情绪表现。

（二）护理重点

护士要与患儿坦诚交谈，介绍有关病情、治疗和住院的目的，讲解健康知识，以解除患儿的疑虑，取得患儿的信任，密切护患关系。协助他（她）们与同学保持联系，了解学校及学习情况。鼓励患儿与同伴和老师通信，允许同伴来探望。与患儿共同计划一日生活安排，根据病情组织多种活动，鼓励患儿每日定时坚持学习，使其树立信心。进行体格检查及各项操作时，要采取必要的措施维护患儿的自尊。提供自我护理和清洁个人卫生的机会，发挥他们的独立能力，引导他们安心、情绪稳定地接受治疗。

六、住院临终患儿的心理反应及护理

（一）心理反应

临终患儿心理反应与其对死亡的认识有关。婴幼儿尚不能理解死亡，学龄前儿童对死亡的概念仍不清楚，常与睡眠相混淆，不知道死后不能复生。他们还会把死亡与自己的不良行为联系起来，认为死亡是一种惩罚。学龄前儿童最害怕与父母分别，因此，他们对死亡的恐惧是长眠不醒所带来的分离和孤独，只要父母能在身边，就感到安全。学龄期儿童开始认识死亡，但7～10岁的儿童并不能理解死亡的真正意义，仅仅认为死亡是非常可怕的大事，而不能将死亡与自己直接联系起来。因此，对10岁以下的儿童来说，难以忍受的是病痛的折磨及与亲人的分离，而不是死亡的威胁，能够减轻病痛，与亲人在一起，便能有安全感。随着心理的发展，10岁以上的儿童逐渐懂得死亡是生命的终结，普遍存在且不可逆，自己也不例外，对死亡有了和成人相似的概念，因此，惧怕死亡及死亡前的痛苦。

（二）护理重点

护理人员应采取措施尽量减少临终患儿的痛苦，如稳、准、轻、快的操作，及时满足其心理、生理需要等。护士应向患儿父母提供护理指导。允许其家长守护在身边，参与适当的照顾，临死前儿童常希望得到身体的接触，应鼓励父母搂抱、抚摸患儿。尽量做到有固定的护士对患儿进行连续的护理，使患儿与护士能够建立起信任感。同时，以耐心、细致的护理服务支持患儿。结合10岁以上患儿对死亡的理解程度，要认真面对患儿提出的死亡问题并给予回答，但避免给予预期死亡时间。随时观察患儿情绪的变化，提供必要的支持与鼓励。患儿死后，要理解、同情、关心家长的痛苦，在劝解、安慰家长的同时，尽量满足他们的要求。如允许家长在患儿身边停留一些时间，提供家长发泄的场所等。

第三节 小儿用药的护理

药物是治疗疾病的一个重要手段。儿童与成人不同，儿童的器官功能发育尚不成熟，对药物的不良反应较为敏感，小儿用药在药物选择、药物剂量、给药途径及间隔时间等方面，均应综合考虑机体特点，如肝的解毒功能、肾的排泄功能、先天遗传因素以及药物的特殊性等，做到合理用药。

一、各年龄期小儿用药特点

许多药物可通过胎盘进入体内。药物对胎儿的影响取决于孕妇所用药物的性质、剂量及疗程，并与胎龄有关。如孕妇长期服用苯妥英钠可引起胎儿颅面、肢体及心脏等畸形；雄激素、黄体酮及己烯雌酚等可致胎儿性发育异常；孕母用氨基糖苷类药物可致胎儿耳聋、肾损害等。

新生儿肝脏酶系统发育不成熟，影响了药物的代谢功能。如氯霉素的使用剂量不当，除引起粒细胞减少等不良反应外，还可引起急性中毒（灰婴综合征），后果严重。新生儿肾小球滤过率及肾小管分泌功能差，使药物排泄缓慢，故某些由肾排泄的药物如氨基糖苷类、地高辛等，应注意用量。此外，应注意新生儿尚可受到临产孕母及乳母所用药物的影响，如孕母临产时用吗啡、哌替啶等麻醉剂或镇痛剂，可致新生儿呼吸中枢抑制；阿托品、苯巴比妥、水杨酸盐等药物可经母乳影响婴儿，须慎用；卡那霉素、异烟肼有可能引起乳儿中毒，乳母应禁用这类药物。而放射性药物、抗癌药、抗甲状腺激素药物，在乳汁中浓度较高，哺乳期应禁用。

婴幼儿神经系统发育尚未完善，对阿片类药物特别敏感，易致呼吸中枢抑制，因此禁用阿片类药物。氨茶碱可引起过度兴奋，应慎用。婴幼儿对镇静药耐受量较大，如应用巴比妥类药物时，用量按体重计算较成人为大。

二、药物选择

（一）抗生素

抗生素是小儿临床常用药物之一。抗生素主要对由细菌引起的感染性疾病有较好的治疗效果，在使用中要严格掌握适应证，针对不同细菌、不同部位的感染，正确选择用药，保证适当的用量、足够的疗程，不可滥用，因抗生素在作用强、疗效好的同时，亦存在某些不良反应，如氯霉素可抑制造血功能、链霉素能损害听神经等，较长时间应用抗生素，容易造成肠道菌群失调，甚至引起真菌和耐药性细菌感染。

（二）退热药

发热为小儿疾病常见症状，在体温高于38.5℃时才使用药物降温，通常用对乙酰氨基酚退热，该药可反复使用，但剂量不可过大，观察病情变化，及时补充液体。对婴儿期多采取物理降温及多饮水等措施，不宜使用阿司匹林，以防止发生小儿瑞氏（Reye）综合征。

（三）镇静止惊药

当患儿出现高热、烦躁不安、惊厥时，常选用镇静止惊药，可使其安静休息，解除惊厥，利于恢复。常用药物有苯巴比妥、水合氯醛、地西泮等。使用时应注意观察呼吸、脉搏、血压的变化，尤其注意防止呼吸抑制的发生。

（四）止咳平喘药

婴幼儿呼吸道感染时多有咳嗽，分泌物多，痰不易咳出。咳嗽时，一般不首先使用镇咳药，而应用祛痰药或雾化吸入法稀释分泌物，配合体位引流排痰，使之易于咳出。对哮喘患儿常使用氨茶碱平喘，但该药可引起精神兴奋，应慎用，并于使用时加强护理观察。

（五）泻药和止泻药

小儿时期较少使用泻药，常以增加蔬菜等饮食调整或使用开塞露等外用药通便的方法解决便秘问题。小儿腹泻由多种原因引起，治疗方法除根治病因外，可采用口服或静脉滴注补充液体，以满足身体所需；同时加用活菌制剂，如乳酸杆菌、双歧杆菌，以调节肠道微生态环境，而不将止泻药作为首选治疗方法，以免因肠蠕动减慢，增加肠道内毒素的吸收，使全身中毒症状加重。

(六) 肾上腺糖皮质激素

在诊断未明确时不宜滥用肾上腺糖皮质激素，以免掩盖病情，使用时要严格掌握适应证，严格遵医嘱执行，不可随意停药或减量，避免发生反跳现象。长时间使用可抑制骨骼生长，影响蛋白质、脂肪、水和电解质代谢，降低机体抵抗力。此外，患水痘时用此药可使病情加重，故严禁使用。

三、给药方法

(一) 口服法

采用口服给药是临床常用的给药方法，对患儿身心的不良影响小，只要条件许可，尽量采用口服给药法。对儿童应鼓励并教会其自己服用药物；对婴儿可将药片研碎加糖水调好，抱起小儿或抬高其头部后喂服，以防呛咳。

(二) 注射法

注射法多用于急、重症患儿及不宜口服药物的患儿。常采用肌内注射、静脉推注及静脉滴注法。其特点是快速见效，但易造成患儿恐惧，宜在注射前做适当解释，给予鼓励。肌内注射一般选择臀大肌外上方，对不合作、哭闹挣扎的婴幼儿，可采取"三快"的特殊注射技术，即进针、注药及拔针均快，以缩短注射时间，防止发生意外。但注射次数过多易造成臀肌损害，使下肢活动受影响，应引起重视并尽量避免。静脉推注主要用于抢救，在推注时速度要慢，并密切观察，勿使药液外渗。静脉滴注不仅用于给药，还可补充水分及营养、供给热量等，在临床上应用较为广泛，需根据患儿年龄、病情调节滴速，保持静脉的通畅。

(三) 外用药

剂型较多，如水剂、混悬剂、粉剂及膏剂等，其中以软膏为多。根据不同的用药部位，可对患儿的手进行适当约束，以免因患儿抓、摸使药物误入眼、口而发生意外。

（四）其他

雾化吸入较常应用，灌肠给药及含剂、漱剂在小儿时期使用不便，故应用较少。

四、药物剂量的计算

（一）按体重计算

按体重计算药物剂量法是目前临床应用广泛的和最基本的药物剂量计算方法。其计算公式为：

每日（次）需用剂量=每日（次）每千克体重所需的药量×患儿体重（kg）

若为注射药物，护士还须准确、熟练地将医嘱的药量换算为抽取注射用的药液量。如某患儿需肌内注射地西泮（安定）2 mg，其针剂规格为每支 10 mg/2 mL，该小儿注射该药液量应为 2 mg/10 mg×2 mL=0.4 mL。若注射药物为瓶装粉剂，护士应先计算好恰当的液体量冲化粉剂，以便于计算抽液量。如头孢拉定（先锋Ⅳ）针剂每瓶 0.5 g，可用 5 mL 注射用水冲化，使其溶液每 1 mL 内含头孢拉定 100 mg，若医嘱为某小儿应注射该药 150 mg，护士应抽取注射量为 1.5 mL。在不断实践中，护士可根据具体情况与自己的经验，灵活运用换算方法。无论采用何种方法，都必须认真地计算与仔细地核对，严防出差错。

（二）按体表面积计算

由于许多生理过程（如心搏出量、基础代谢）与体表面积关系密切，按体表面积计算药物剂量较其他方法更为准确，但计算过程相对复杂。计算公式为：

儿童用药剂量=每日（次）每平方米体表面积所需药量×患儿体表面积（m^2）。

小儿体表面积可按下列公式计算：

≤30 kg 的体表面积（m^2）=体重（kg）×0.035+0.1

>30kg 的体表面积（m^2）=[体重（kg）－30]×0.02+1.05

（三）按年龄计算

用于不需精确计算药物剂量和剂量范围大的药物，如营养类药物。

（四）以成人剂量折算

由于所得的剂量多偏小，一般不常采用。计算公式为：

小儿剂量=成人剂量×小儿体重（kg）/50。

第四节　儿科常用护理技术操作

一、婴儿盆浴法

（一）目的

1.使患儿皮肤清洁、舒适。

2.促进血液循环，协助患儿皮肤的排泄和散热，活动肌肉和肢体。

3.观察全身皮肤情况。

（二）用物准备

1.棉布类婴儿尿布及衣服、大毛巾、毛巾被及包布、系带、面巾1块、浴巾2块。

2.护理盘内备梳子、指甲刀、棉签、液体石蜡、50%乙醇、红汞、鱼肝油、爽身粉、中性沐浴液或中性肥皂。

3.浴盆内备温热水（2/3满为宜），洗时水温在冬季为38～39℃，夏季为37℃～38℃，备水时温度稍高2～3℃；另外，可在一水壶内放50～60℃热水备用。

4.其他必要时准备床单、被套、枕套、磅秤等。

（三）操作步骤

1.携用物至床旁并按顺序摆好，浴盆置于床旁凳上（有条件时放在操作台上）。

2.折盖被于三折至床尾，脱去衣服（此时可根据需要测体重），保留尿布，用大毛巾包裹患儿全身。

3.擦洗面部。用单层面巾由内眦向外眦擦拭眼睛，更换面巾部位以同法擦另一只眼，然后擦耳，最后擦面部，擦时禁用肥皂。用棉签清洁鼻孔。

4.擦洗头部。抱起患儿,以左手托住患儿枕部,腋下夹住患儿躯干,左手拇指和中指分别向前折患儿耳廓以堵住外耳道口,防止水流入耳内。右手将肥皂涂于手上,洗头、颈、耳后,然后用清水冲洗后擦干。对较大婴儿,可用前臂托住婴儿上身,将下半身托于护士腿上。

5.于浴盆底部铺垫一块浴巾,以免患儿在盆内滑跌。移开大毛巾及尿布,以左手握住患儿左臂靠近肩处使其颈枕于护士手腕处,再以右前臂托住患儿双腿,用右手握住患儿左腿靠近腹股沟处使其臀部位于护士手掌上,轻放患儿于水中。

6.松开右手,用另一块浴巾淋湿患儿全身,抹肥皂按顺序洗颈下、臂、手、胸、背、腿、脚、会阴、臀部,随洗随冲净。在清洗过程中,护士左手始终将患儿握牢,只在洗背部时,左、右手交接患儿,使患儿头靠在护士手臂上,洗净皮肤皱褶处,如颈部、腋下、腹股沟、手指及足趾缝等。同时观察皮肤有无异常情况。

7.洗毕,迅速将患儿依照放入水中的方法抱出,用大毛巾包裹全身并将水分吸干,对全身各部位从上到下按顺序检查,给予相应处理。必要时用液状石蜡油棉签擦净女婴大阴唇及男婴包皮处污垢。

8.更换衣服尿布,必要时修剪指甲、更换床单等。

9.整理床单位,物归原处,洗手,记录。

(四)注意事项

1.沐浴时关闭门窗,调节室温在27℃左右。

2.患儿沐浴于喂奶前或喂奶后1小时进行,以免呕吐和溢奶。

3.减少暴露,注意保暖,动作轻快。耳、眼内不得有水或肥皂沫进入。

4.注意观察全身皮肤情况,如发现异常及时报告医生。

5.对患儿头顶部的皮痂不可用力清洗,可涂液状石蜡油浸润,待次日轻轻梳去结痂后再予以洗净。

二、婴儿抚触法

（一）目的

1.增强婴儿的抵抗力以及降低婴儿皮肤感染。

2.促进母婴感情交流，安抚婴儿的不良情绪。

3.改善婴儿的消化功能，增加婴儿的睡眠。

（二）用物准备

婴儿润肤油（天然纯净的矿物油或植物油）、毛毯、一块大棉质尿布、清洁衣服等。

（三）操作步骤

1.首先携带用物至婴儿床旁，抚触者倒适量的润肤油于掌心，轻轻摩擦以温暖双手。

2.先从头面部开始（舒缓脸部紧绷）：①两拇指从婴儿额部中央开始，慢慢向两侧滑动至太阳穴，重复4~8次；②两拇指从下颌部中央轻轻地向外侧、向上滑动，让上下唇形成微笑状；③两手从前额发际向上、后滑动，至后下发际，并停止于两耳后乳突处，滑动时用中指轻轻按压头部。

3.胸部抚触（顺畅呼吸循环）：将两手的食指和中指并拢，用指腹或手掌的外缘，从胸部的外下方向对侧上方交叉推进，好像在胸前画一个大的交叉图。

4.腹部抚触（有助于胃肠活动）：①按顺时针方向按摩腹部。②用手指尖在婴儿腹部从操作者的左方向右按摩，操作者可能会感觉气泡在指下移动。③可做"I LOVE YOU"亲情体验，用右手在婴儿的左腹由上往下画一个英文字母"I"，再依操作者的方向由左至右画一个倒写的"L"，最后由左至右画一个倒写的"U"。在做上述动作时要用关爱的语调说"我爱你"，传递爱和关怀。

5.四肢抚触（增加灵活反应）：①婴儿双手下垂，抚触者用一手抓紧婴儿的胳膊，两手交替从上臂至手腕轻轻挤捏，就像牧民挤牛奶一样，用同样动作触摸另一手；②双手夹住婴儿的小手臂，上下轻轻地揉捏肌肉群至手腕；③用双手拇指交替抚触婴儿的手掌心，双手拇指仍放在婴儿的手掌心，其余四指交替抚摸婴儿的手背，拇指、中指捏着婴儿的手指，示指俯在上方轻轻捏着手指末端，重复交替2次。足与手相同。

6.背部抚触（舒缓背部肌肉）：婴儿呈俯卧位，双手指腹并拢，平放在婴儿背部，以脊柱为中线，从颈部向下轻轻抚摸两侧肌肉到婴儿臀部，再回到颈部，重复4~6次。

7.用五指指腹从婴儿头顶部、枕部、颈部，一直向下至臀部，重复3次。

8.抚触时间一般每次为10~20分钟，每日1~3次，开始时间、次数可较少，以后逐渐增加。

（四）注意事项

1.操作中要密切观察婴儿反应及合作程度。

2.注意保暖，防止受凉，室温调节至28℃以上。

3.抚触后抱婴儿时，注意防止因手部光滑而使婴儿滑脱，造成意外。

4.婴儿不明原因发热、情绪反应激烈时暂不进行抚触；脐带未脱落时，不做腹部抚触；抚触按摩手法从轻到重，让婴儿慢慢适应；不要强迫婴儿保持固定姿势等。

5.哭闹、抽搐、肌张力增高、皮肤颜色发生变化时应立即停止操作。

三、更换尿布法

（一）目的

保持患儿臀部清洁舒适，预防皮肤破损，保持床铺整洁。

（二）用物准备

1.清洁尿布（一次性尿布）、盆及温水、软毛巾。

2.爽身粉、消毒植物油、棉签。

（三）操作步骤

1.将准备的用物放在床旁，尿布折成合适的长条形备用。

2.轻轻掀开盖被下端，暴露小儿下半身，解开被污湿的尿布。

3.操作者一手握住患儿两脚并轻轻提起，露出臀部，另一手将污湿的尿布洁净的上端由前向后擦净会阴及臀部，温水擦净后轻轻用软毛布擦干。取下污湿尿布，将污湿部分卷折在里面，放在尿布桶内。

4.操作者一手握小儿两脚并轻轻提起，抬高腰骶部，另一手将清洁尿布的一端放于小儿腰骶部，用爽身粉或消毒植物油涂于臀部，放下两足。尿布另一端折到小儿腹部（如使用一次性纸尿布应将两边胶布粘平），系上松紧带。

5.整理小儿衣物，盖好被子，取走污湿尿布，洗手。

（四）注意事项

1.选择质地柔软、透气性好、吸水性强的棉织品做尿布，或采用一次性尿布。

2.尿布宽窄、长短和系带松紧应适宜，若尿布宽、短、紧，易擦伤外生殖器；窄、长、松，大小便易溢出。

3.更换尿布时动作应轻、快，避免婴儿受凉。

四、约束法

（一）目的

确保诊疗、护理操作顺利进行；保护危重患儿、意识不清患儿，以免发生意外。

（二）用物准备

被单或大毛巾、棉垫、有棉垫小夹板、宽纱布绷带。

（三）操作步骤

1.全身约束法又称为木乃伊约束法。

（1）在床上放一大单或大毛巾，折下一角，患儿平卧于中间。

（2）操作者站在患儿右侧，将大单紧包患儿右侧上肢、躯干和双腿，经胸、腹部到左侧腋窝处，再将大单整齐地卷至小儿的后背。

（3）将左侧大单或大毛巾依法包紧患儿左侧肢体。脚底下剩余的大单卷到小儿腿部的下面。

2.四肢约束法

（1）肘部约束法：约束肘关节，防止肘部屈曲。约束带是用布缝制的，其有间隔。按患儿上臂横径大小可插入不同数量的压舌板。具体操作方法是：脱去患儿外衣，整理内衣袖子，将约束带的开口端朝向手部平放在肘部，包裹肘部，将带子系好。

（2）手足约束法

1）夹板法：常用于四肢静脉输液时，将一衬有棉垫的小夹板（其长度应超过关节处）放在输液的肢体下（即约束腕关节或踝关节），以绷带或胶布固定。

2）双套结约束法：常用于限制手臂和下肢的活动。先用棉垫包裹手腕或踝部，再用宽绷带打成双套结，套在棉垫外稍拉紧，以既不脱出，又不影响血液循环为宜，然后将带子系于床缘上。

3）手指约束法：戴并指手套，避免指甲划破皮肤和伤口。

（四）注意事项

1.约束时应向家长解释约束的目的，并与患儿亲切交谈，给予抚摸，呼其爱称，减少患儿恐惧。

2.结扎或包裹松紧要适宜，每2小时松解一次，注意观察被约束部位的皮肤颜色、血液循环情况。

3.局部约束时，仍需满足其他部位肢体的活动，若需长期约束，要定时放松并经常改变其姿势。

五、给药法

根据患儿年龄、疾病种类、病情轻重，选用给药剂型、给药次数及给药途径。保证药物进入体内产生药效，同时尽量减少对患儿的不良反应。给药前认真核对医嘱，给药后密切观察药物的反应，出现不良反应立即通知医生并妥善处理。

（一）口服法

口服法是最常用的给药方法。

1.目的

药物经口服后，被胃肠道吸收、利用，减少患儿的痛苦。

2.用物准备

婴幼儿通常选用糖浆、水剂或冲剂，如是片剂应碾成粉末，服用时加少量糖水或果汁，年长儿可用片剂或胶囊，温水，药匙，滴管。

3.操作步骤

（1）鼓励患儿自愿服药。

（2）喂药时最好将患儿抱起或头略抬高，垫上手帕，用拇指按压其下颊，使之张口，用小勺喂，或用滴管（去掉针头的注射器也可）滴入，一次不能过多，待咽下后再继续喂，以免呛咳将药吐出。

4.注意事项

（1）严格按医嘱给药，坚持查对制度，剂量应做到准确无误。

（2）给药时应尊重小儿的人格，满足其要求，允许其选择服药方式；对按要求服药的小儿给予夸奖和鼓励。如患儿拒绝服药时，护士应尽量设法改善药物苦味，不能以打针威胁、哄骗或捏住鼻孔强行灌药，以防药片吸入呼吸道造成窒息。

（3）任何药物不得与食物混合喂服。不主张用乳瓶喂药，以免使小儿产生错觉而影响日后的哺乳。油类药物可用滴管直接滴入口中。若遇患儿将药物吐出应立即清除呕吐物，并使之安静，报告医生酌情补服。

（二）肌内注射法

注射法比口服法奏效快，但对小儿刺激较大。

1.目的

用于注射刺激性较强或药量较大的药物。

2.用物准备

注射器、药品、0.5%碘伏、棉签。

3.操作步骤

（1）定位注射需要在能够容纳药物的有一定面积的肌肉组织中进行，但必须避开大的神经和血管。

（2）碘伏消毒皮肤。

（3）绷紧皮肤，快速进针。

（4）固定，抽回血，推药。

（5）拔针，干棉签按压针眼。

4.注意事项

（1）年长儿注射时采用"两快一慢"，即进针快、拔针快、注射慢。

（2）婴幼儿常不合作，可采用"三快法"，即进针、注射、拔针均快，缩短其哭闹挣扎时间，以免发生断针等意外。

（3）2岁以下幼儿，应选用臀中肌或臀小肌注射。

（三）静脉给药法（见静脉输液法）

（四）其他给药方法

如患儿神志不清、昏迷，可采用鼻饲法、灌肠法、吸入法等给药方法。

六、静脉血标本采集法

（一）股静脉穿刺法

1.目的

采集血标本，为诊断及治疗疾病提供依据。

2.用物准备

治疗盘内盛一次性无菌注射器（5 mL或10 mL），无菌镊子及泡镊筒（盛消毒溶液）、2%碘酊、70%乙醇、干棉球、棉签、胶布、无菌手套、试管（抗凝剂试管、干燥试管、血培养瓶），做血培养应备酒精灯、火柴。

3.操作步骤

（1）认真核对申请检验项目、患儿姓名、床号，根据检验项目选择适当容器，化验单附联贴于试管上，备齐用物，放在治疗台上。

（2）操作者和助手洗手，戴口罩、帽子。

(3) 助手清洗患儿会阴部及腹股沟区皮肤，更换尿布，并用尿布包裹好会阴部，以免排尿时污染穿刺点。

(4) 患儿仰卧，垫高穿刺侧臀部。助手站在患儿头端，用双肘及前臂约束患儿躯干及上肢，两手分别固定患儿两腿，使患儿大腿呈青蛙状，即外展、外旋，膝关节屈曲呈直角。

(5) 操作者站在患儿足端，常规消毒穿刺部位皮肤及操作者左手示指。若采用垂直穿刺法，操作者左手示指在腹股沟中 1/3 与内 1/3 交界处触到股动脉搏动点，再次消毒穿刺点及术者手指，右手持注射器沿股动脉搏动点内侧 0.3~0.5 cm 处垂直刺入，感觉无阻力见回血后固定，抽足所需血量后拔针。亦可采用斜刺法，在腹股沟下 1~3 cm 处，针头与皮肤呈 45°角向股动脉搏动点内侧 0.3~0.5 cm 处呈向心方向刺入，其余操作同垂直穿刺法。

(6) 拔针后立即用消毒干棉球加压止血 3~5 分钟，确认无出血方可放松。将抽取的血液沿试管壁缓慢注入试管，送检。

(7) 安抚患儿，平整衣服，整理用物。

4.注意事项

(1) 严格执行无菌操作，防止感染。

(2) 穿刺失败后，不宜在同侧多次穿刺，避免形成血肿；保护穿刺针孔勿被尿液污染。

(3) 若回血呈鲜红色，表明误入股动脉，应立即拔出针头，用无菌纱布紧压 5~10 分钟，直到无出血为止。

(4) 适用于婴幼儿，有出血倾向或凝血功能障碍者禁用此法，以免引起出血不止。

(二) 四肢静脉穿刺法

1.目的

采集血标本，为诊断及治疗疾病提供依据。

2.用物准备

治疗盘内盛一次性无菌注射器（5 mL 或 10 mL），0.5%碘伏、棉签、止血带。

3.操作步骤

(1) 认真核对申请检验项目、患儿姓名、床号，根据检验项目选择适当容器，化验单附联贴于试管上，备齐用物，放在治疗台上。

（2）操作者和助手洗手，戴口罩、帽子。

（3）四肢是静脉穿刺最常用的部位，尤其是胳膊。抽血前助手应固定患儿的手臂，另一人按住患儿的上半身，并用胳膊固定穿刺部位。

（4）前臂系上止血带，选择可清晰辨认的血管，碘伏消毒皮肤，左手绷紧皮肤，右手穿刺。见回血后固定针头，抽取所需血量。拔针，以棉签压迫穿刺点至血止。

（5）在整个过程中，要注意观察患儿的反应，并注意安慰患儿。

七、头皮静脉输液法

小儿头皮静脉极为丰富，分支甚多，互相沟通交错成网且静脉表浅。选择头皮静脉输液，易于固定，方便小儿肢体活动。故婴幼儿静脉输液多采用头皮静脉，常选用额上静脉、颞浅静脉及耳后静脉等。

（一）目的

1.增加液体、营养，排出毒素，维持体内电解质平衡。

2.使药物快速进入体内。

（二）用物准备

1.输液器、液体及药物。

2.治疗盘内置皮肤消毒液、棉签、弯盘、胶布，无菌巾内放已吸入生理盐水或10%葡萄糖 10 mL 的注射器、棉球、硅胶管头皮针。

3.其他物品如污物杯、剃刀、毛刷、肥皂、纱布、油布及治疗巾、输液架，必要时备约束用品。

（三）操作步骤

1.备齐用物带至床旁，进行查对（输液准备与成人周围静脉输液法相同）。

2.患儿仰卧或侧卧，头垫小枕，助手站于患儿足端，固定其肢体、头部，必要时采用全身约束法。

3.操作者立于患儿头端,必要时剃去局部头发,仔细选择静脉,70%乙醇消毒皮肤,再次查对。

4.注射器抽取生理盐水,接上头皮针,排尽空气。操作者以左手拇指、示指分别固定静脉两端皮肤,右手持针,在距静脉最清晰点向后移 0.3 cm 处将针头近似平行刺入头皮,然后沿静脉向心方向穿刺。

5.当针头刺入静脉时阻力减小,有落空感同时有回血,再进针少许。血管细小或充盈不全常无回血,可用注射器轻轻抽吸,亦可推入极少量液体,如局部无隆起,推之畅通无阻,即证实穿刺成功,可缓慢推注液体。

6.固定方法同成人周围静脉输液法。注意用消毒纱布盖好针梗露出部分及穿刺点。取下注射器(针头不动)接上输液器,调节好输液速度,查对。填写并挂好观察卡,必要时约束患儿双上肢。

7.整理用物,洗手。

8.输液完毕,轻轻取下胶布,关闭调节器,将针头拔出,用无菌棉球压迫片刻后以胶布固定。

(四)注意事项

1.严格执行查对制度和无菌技术操作原则,合理分配加入的药物并注意配伍禁忌。

2.穿刺中注意患儿的面色和一般情况,切不可只顾操作而忽视了病情观察。

3.需 24 小时输液者,应更换输液装置,若超过 48 小时应更换注射部位及输液管。需长期输液者,要注意保护和合理使用静脉,一般从远端小静脉开始。

4.根据患儿病情、年龄、药物性质等调节输液速度,经常观察输液情况,如速度是否合适,局部有无肿胀,针头有无移动、脱出,瓶内溶液是否滴完,各连接处有无漏液等,以及有无输液反应发生等。

八、温箱使用法

（一）目的

以科学的方法，创造一个温度、湿度适宜的环境，使患儿体温保持稳定，用以提高未成熟儿的成活率，有利于高危新生儿的成长发育；避免体温低造成缺氧、低血糖、硬肿等一系列不良后果。

（二）用物准备

婴儿温箱，铺好箱内婴儿床。

（三）操作步骤

1.检查温箱的性能，清洁、消毒温箱。将蒸馏水加入温箱水槽中至水位指示线，并加蒸馏水于湿化器水槽中。

2.接通电源，打开电源开关将预热温度调至28℃~32℃，预热约2小时，温度能升到所需温度，此时，红、绿灯交替亮。

3.根据干湿度计读数，调整湿度控制旋钮，使两个读数相遇，此时度盘窗口显示出温箱内实际湿度值。箱内湿度应维持在55%~65%。

4.将患儿穿单衣或裹尿布后放置于温箱内，根据患儿体重及出生日龄调节适中温度。若保温不好，可加盖被，但勿堵住气孔。

5.在使用过程中应做到：①定时测量体温，根据体温调节箱温，并做好记录。在患儿体温未升至正常之前应每小时监测一次，升至正常后可每4小时测一次，注意保持体温在36~37℃之间，并维持相对湿度；②一切护理操作应尽量在箱内进行，如喂乳、换尿布、清洁皮肤、观察病情及检查等，尽量少打开箱门，以免箱内温度波动，若确因需要暂出温箱治疗检查，也应注意在保暖措施下进行，避免患儿受凉。

6.保持温箱的清洁：①使用期间每天用消毒液擦拭温箱内外，然后用清水再擦拭一遍；每周更换温箱一次；用过的温箱除用消毒液擦拭外，再用紫外线照射；定期进行细菌培养，以检查清洁消毒的质量，如培养出致病菌应将温箱搬出病房彻底消毒，防止交互感染。

②湿化器水箱用水每天更换一次，以免细菌滋生；机箱下面的空气净化垫每月清洗一次，若已破损则应更换。

7.患儿出温箱条件：①患儿体重达2000 g或以上，体温正常；②在不加热的温箱内，室温维持在24～26℃时，患儿能保持正常体温；③患儿在温箱内生活了1个月以上，体重虽不到2000 g，但一般情况良好。

（四）注意事项

1.随时观察使用效果，如温箱发出报警信号，应及时查找原因，妥善处理。

2.温箱不宜放在阳光直射、有对流风及取暖设备附近，以免影响箱内温度的控制。

3.要掌握温箱性能，严格执行操作规程，并定期检查有无故障、失灵现象，如有漏电应及时拔除电源进行检修，保证绝对安全使用。

4.严禁骤然提高温箱温度，以免患儿体温上升造成不良后果。

5.工作人员入箱操作、检查、接触患儿前，必须洗手，防止交互感染。

九、光照疗法

（一）目的

光照疗法是一种通过荧光照射，治疗新生儿高胆红素血症的辅助疗法。主要作用是使未结合胆红素经蓝光照射后转变为水溶性胆红素，从而易从胆汁和尿液中排出体外。

（二）用物准备

1.光疗箱

一般采用波长427～475 nm的蓝色荧光灯最为有效，还可用白光照射，光亮度160～320 W为宜，蓝光箱有单面和双面光疗箱两种，双面光优于单面光，灯管与患儿皮肤的距离为33～50 cm。

2.遮光眼罩

患儿护眼罩用墨纸或胶片剪成眼镜状。

3.其他

长条尿布、尿布带、胶布、工作人员用墨镜等。

(三)操作步骤

1.清洁光疗箱,特别注意清除灯管及反射板的灰尘;箱内湿化器水箱内加水至2/3满。

2.接通电源,检查灯管亮度,并使箱温升至患儿适中温度(30~32℃),相对湿度达55%~65%。

3.入箱前清洁患儿皮肤,禁忌在皮肤上涂粉和油类;剪短指甲,防止抓破皮肤。测量患儿体温,必要时测体重,取血检测血清胆红素水平。

4.将患儿全身裸露,用尿布遮盖会阴部,男婴注意保护阴囊。佩戴护眼罩,抱入已预热好的光疗箱中,记录入箱时间。

5.光疗时,使患儿皮肤均匀受光,并尽量使身体广泛照射。若使用单面光疗箱一般每2小时更换体位一次,可以仰卧、侧卧、俯卧交替更换。俯卧照射时要有专人巡视,以免口鼻受压而影响呼吸。

6.监测体温和箱温,光疗时应每2~4小时测体温一次,使体温保持在36~37℃,根据体温调节箱温。如体温超过38.5℃或低于35℃,要暂停光疗,经处理体温恢复正常后再继续治疗。

7.一般光照12~24小时才能使血清胆红素下降,光疗总时间按医嘱执行。一般情况下,血清胆红素<171 μmol/L(10 mg/dl)时可停止光疗。出箱前,先将包裹用衣服预热,再给患儿穿好,切断电源,除去护眼罩,抱回病床,并做好各项记录,如出箱时间、生命体征等。

(四)注意事项

1.保证营养和水分的供给。光疗过程中,应按医嘱静脉输液,按需喂奶,因光疗时患儿不显性失水比正常小儿高2~3倍,故应在喂奶间喂水,记录出入量。

2.严密观察病情。注意患儿精神、反应、呼吸、脉搏及黄疸程度的变化;观察大小便颜色与性状;检查皮肤有无发红、干燥、皮疹,有无呼吸暂停、烦躁、嗜睡、发热、腹胀、呕吐、惊厥等;监测血清胆红素。若有异常情况须及时与医生联系,以便检查原因,及时处理。光照时易出现轻度腹泻，排深绿色稀便、泡沫多，小便深黄色，一过性皮疹等不良反应，可随病情的好转而消失。

3.保持灯管及反射板清洁，并及时更换灯管。灯管使用300小时后灯光能量输出减弱20%，900小时后减弱35%，因此灯管使用1000小时必须更换。应每天清洁灯箱及反射板。

4.光疗箱的维护与保养。光疗结束后，关好电源，拔出电源插座，倒尽湿化器水箱内的水，做好整机的清洁、消毒工作；有机玻璃制品忌用乙醇擦洗。光疗箱应放置于干净、温湿度变化较小、无阳光直射的场所。

十、换血疗法

（一）目的

1.利用胆红素浓度正常的成人血替换出已致敏的红细胞和血清中的免疫抗体，阻止继续溶血。

2.去除血清中的未结合胆红素，防止核黄疸的发生。

3.纠正溶血导致的贫血，防止缺氧性心力衰竭。

（二）换血指征

1.母血中有ABO血型不合，产前确诊为溶血病；出生时Hb<120 g/L，伴水肿、肝肿大、心力衰竭者。

2.出生后12小时内血清胆红素上升每小时>12 μmol/L（0.75 mg/dl），或已达到342 μmol/L（20 mg/dl）者。

3.早产儿或上一胎溶血严重者，尤其伴有缺氧、酸中毒、败血症等时，应放宽适应指征。

（三）用物准备

1.血源准备，对Rh血型不合溶血者，应选用Rh血型与母亲相同、ABO血型与患儿相同的血液；对ABO血型不合溶血者，可选用O型红细胞和AB型血浆混合血或用抗A、抗B效价较低的O型血，所用血液应与母亲血清无凝集反应。换血量为150~180 mL/kg（约为患儿全血量的2倍），应尽量选用新鲜血。

2.手术衣 2 件，无菌换血手术包 1 套，静脉切开包 1 个，输液用物及急救药品。

3.患儿于换血前 4 小时禁食或抽空胃内容物，进行静脉输液；换血前半小时肌内注射苯巴比妥；置患儿于无菌手术室辐射保暖床上，取仰卧位，贴上尿袋，固定四肢。

（四）操作步骤

1.按常规消毒腹部皮肤（上至剑突，下至耻骨联合，两侧腋中线），铺巾，将硅胶管自脐带残端插入脐静脉，或行脐静脉切开后插入 6～7 cm，接上三通管，抽血测定胆红素及进行生化检查，测量静脉压后开始换血。

2.开始换血时，以每次 10 mL 等量进行交换，如患儿心功能良好，逐渐增加到每次 20 mL，速度控制在每分钟 2～4 mL/kg，匀速进行，每次交换量不超过总换血量的 10%。对低体重儿、病情危重者，速度可放慢。

3.每换血 100 mL，测量静脉压 1 次，静脉压高时（提示血容量过多，有心衰的可能）则抽血量可大于注入量，静脉压低时（提示血容量不足）则反之，以保持静脉压的稳定，但出入量差不宜大于 70 mL。一般保持静脉压在 0.588～0.785 kPa（6～8 cmH$_2$O）。

4.准确记录每次抽出和注入的血量、时间。

5.留取末次抽出的血标本测定胆红素，换血完毕后拔出静脉导管，结扎缝合后消毒，覆盖纱布，轻轻压迫固定。

（五）注意事项

1.严格执行无菌操作，避免感染。

2.插管动作轻柔，避免造成静脉壁及内脏的损伤。

3.抽血、注血速度均匀；注射器内不能有空气，每次注血时，都要抽回血，防止空气栓塞；换血过程中注射器必须经常用含肝素的生理盐水冲洗，防止凝血。

4.抽注血不顺利时，应首先检查插管位置以及是否堵塞，切忌用力推注，以免损伤血管。

5.术中注意患儿的保暖，密切观察患儿全身情况及反应，注意皮肤颜色、监测生命体征，及时处理意外情况。

6.换血后,继续蓝光治疗。①密切观察病情,监测生命体征及血常规、血糖、胆红素等,注意黄疸消退情况、伤口有无出血,如有呼吸不规则、双吸气、呻吟等异常现象,及时采取抢救措施。②保持伤口局部清洁,大小便后及时更换尿布,伤口未拆线前不宜沐浴。必要时加用抗生素。③换血后禁食6小时,开始试喂糖水,若吸吮正常无呕吐,可进行正常喂养。

7.在换血开始前、换血中、换血结束时均需抽取血标本,测定血胆红素,并视需要检查生化项目,以判断换血效果及病情变化。

第三章 胃肠疾病病人的护理

胃大部分位于腹腔的左上方。胃的位置取决于人的姿势、体型、胃和小肠的充盈程度和腹壁的张力。胃有两个开口，上端与食管相连，称为贲门。下端与十二指肠相连，称为幽门，胃分上下两缘，上缘偏右，凹而短，称为胃小弯；下缘偏左，凸而长，称为胃大弯。临床上将胃分为三部分：①胃底部：位于贲门的左上方，是胃的最上部分；②胃体部：介于胃底与窦部之间，是胃的最大部分；③胃窦部：胃小弯下部有一凹入的刻痕，称为胃角切迹，自此向右为胃窦部。

胃壁从外向内分为浆膜层、肌层、黏膜下层和黏膜层。胃的浆膜层即腹膜脏层。肌层在贲门和幽门处均增厚形成贲门和幽门括约肌，黏膜下层有丰富的血管、淋巴管及神经丛。黏膜层有丰富的腺体，由功能不同的细胞组成：①主细胞，分泌胃蛋白酶和凝乳酶原。②壁细胞，分泌盐酸和抗贫血因子。③黏液细胞，分泌碱性黏液，有保护黏膜、对抗胃酸腐蚀的作用。胃底和胃体腺由主细胞、壁细胞和黏液细胞组成，而胃窦只含黏液细胞。④胃窦部有G细胞，分泌促胃液素。⑤胃底部尚有功能不明的嗜银细胞。

胃的动脉由腹腔动脉发出分支，在胃小弯和胃大弯分别组成动脉弓供应。胃小弯的动脉弓由胃左动脉和胃右动脉（源于肝动脉）组成；胃大弯的动脉弓由胃网膜左动脉（源于脾动脉）和胃网膜右动脉（源于十二指肠动脉）组成。胃底部尚有胃短动脉（源于脾动脉）。上述动脉之间有丰富的吻合，形成网状分布。胃的静脉基本与同名动脉伴行，彼此之间有丰富的交通支，分别注入脾静脉、肠系膜上静脉，并汇集或直接注入门静脉。

胃的淋巴非常丰富，胃壁各层中部分布着毛细淋巴管，经淋巴输入管注入胃周围淋巴结：①胃小弯上部淋巴液引流到腹腔淋巴结群；②胃小弯下部淋巴液引流到幽门上淋巴结群；③胃大弯右侧淋巴液引流到幽门下淋巴结群；④胃大弯上部淋巴液引流至胰脾淋巴结群。胃壁的淋巴管相互之间有大量吻合。胃黏膜下淋巴网最为丰富。胃的淋巴最后均经腹主动脉周围淋巴结汇入胸导管。

胃的神经包括交感和副交感神经，分别起抑制和促进胃分泌和运动的作用，两种神经纤维在肌层和黏膜下组成神经网，以协调胃的分泌和运动功能。胃副交感神经即左、右迷走神经。左迷走神经在贲门前分出肝支和胃前支，右迷走神经在贲门背侧分出腹腔支和胃后支。迷走神经的胃前、后支都沿胃小弯行走，分别发出分支与胃动、静脉分支伴行，并进入胃前、后壁；其终末支在距幽门约5~7 cm处进入胃窦，形成"鸦爪"。

胃是储存食物和消化食物的重要脏器，具有运动和分泌两大功能。胃的运动方式包括近端胃经常而缓慢的紧张性收缩和远端胃的蠕动。胃的排空受近端胃慢缩程度、远端胃的蠕动强度和幽门活动三者协调管理。混合性食物从进食至胃完全排空约需4~6个小时。

胃液由壁细胞和非壁细胞分泌的成分组成。壁细胞分泌盐酸，而非壁细胞分泌的成分几乎相当于细胞外液，呈碱性，钠是主要离子。胃酸的酸度取决于酸性和碱性成分的比例，并与分泌速度、胃黏膜血流量有关。胃液分泌可分为自然分泌（消化间期分泌）和刺激性分泌（消化期分泌）。自然分泌是指不受食物刺激时的基础胃酸分泌，量甚小。刺激性分泌则可以分三个时相：①迷走相或称头相：食物经味觉、视觉或嗅觉的刺激，引起迷走神经兴奋，促使胃液分泌。②胃相：食物进入胃内，通过机械性刺激，产生促胃液素，引起胃酸大量分泌。③肠相：食糜刺激十二指肠和空肠上端黏膜，也能促进胃酸分泌，但作用较小。当促进迷失神经兴奋的因素消失和胃酸浓度升高时，胃酸分泌即受抑制。此外，交感神经兴奋、脂肪、酸性物、高渗液作用于十二指肠都可以抑制胃酸分泌。

胃液有如下生理功能：①消化功能。通过胃液和胃的蠕动将食物研磨搅拌成半液状食糜；胃酸可以软化食物中的纤维，唾液淀粉酶对淀粉有分解消化作用，胃蛋白酶原在胃酸的作用下转变成胃蛋白酶，对蛋白质有分解作用，但脂肪在胃内基本无消化作用。②灭菌作用。正常情况下胃液是无菌的，这对预防胃肠道疾病有重要作用。③保护胃黏膜作用。胃内大量的黏蛋白对消化酶有抵抗力。④血液再生作用。胃液中所含内因子对红细胞的正常成熟有重要作用，缺乏内因子可导致贫血。⑤钙和铁的吸收作用。胃酸作为一种酸性媒介有助于钙和铁的吸收。

十二指肠位于幽门和空肠之间，呈"C"形，长约25 cm，分为四部分：①上部，又称球部，较短，大部分有腹膜覆盖，活动，为十二指肠溃疡好发部位。②降部，与球部呈锐角下行，固定于后腹壁，内侧紧贴胰头，在其后内侧中部有胆总管和胰管的总开口。③横部，又称水平部，自降部向左走行，完全固定于腹后壁，肠系膜上动、静脉在横部的末端前方下行。④升部，为横部的延续，先向上行，然后急转向下、向前，与空肠相接，由十二指肠悬韧带固定。十二指肠的血液供应来自胰十二指肠上、下动脉。胰十二指肠上动脉源于胃十二指肠动脉，胰十二指肠下动脉源于肠系膜上动脉。胰十二指肠上、下动脉之间相互吻合成环。

十二指肠除接受胆汁和胰液外，其本身还能分泌碱性十二指肠，内含多种消化酶，如肠蛋白酶、乳糖酶、脂肪酶等。同时，它还有分泌激素的作用，如促胃液素、肠抑胃肽、缩胆囊素等。

第一节 胃、十二指肠疾病

一、胃、十二指肠溃疡穿孔

（一）概述

胃、十二指肠黏膜的局限性圆形或椭圆形的全程黏膜缺损，称为胃、十二指肠溃疡。胃、十二指肠溃疡急性穿孔是胃、十二指肠溃疡常见的严重并发症之一。溃疡穿孔是活动期胃、十二指肠溃疡逐渐向深部侵蚀、突破浆膜的结果。急性十二指肠溃疡穿孔多见于十二指肠球部前壁偏小弯侧，急性胃溃疡穿孔多发生在近幽门的胃前壁，也多偏小弯侧。溃疡穿孔直径一般在0.5 cm左右，其中胃溃疡穿孔较十二指肠溃疡穿孔直径略大。

（二）护理评估

1.健康史

病人多有长期溃疡病史和近期加重病史。急性穿孔前常有暴食、进刺激性食物、情绪激动、过度疲劳等诱发因素。评估病人的一般情况，如体位、腹痛、腹部体征等。

2.临床表现

典型的溃疡穿孔表现为突发性剧烈腹痛，如刀割样，呈持续性或阵发性加重。疼痛从上腹部开始，很快扩散到全腹。有时，消化液可沿升结肠旁沟向下至右下腹，引起右下腹疼痛。由于腹痛十分强烈，难以忍受，病人常出现面色苍白、出冷汗、肢体发冷、脉搏细速等休克症状。与原来胃痛的性质和程度不一样，病人往往非常清楚地记得这次剧痛突发的明确时间，伴随腹痛，常有恶心、呕吐。数小时后，由于腹膜大量渗出液将消化液稀释，腹痛可以减轻。如病人未得到及时治疗，病情加重，病人可出现全身感染中毒症状。

查体可见病人为急性痛苦面容，仰卧拒动，腹式呼吸减弱，全腹有压痛和反跳痛、腹肌紧张，可呈"木板样"强直，上述体征仍以上腹部最明显。约有75%的病人可出现肝浊音界缩小或消失。

3.辅助检查

X线检查发现，约有80%的病人可在膈下见到半月形的膈下游离气体影。根据过去的溃疡病史和本次发作经过（突然发生的持续性上腹剧烈疼痛，很快扩散到全腹，并有轻度休克症状，检查时有明显的腹膜刺激征），特别是肝浊音界缩小或消失以及X线检查有游离气体，即能确定诊断。必要时，可进行腹腔穿刺。

4.治疗原则

接近一半病人的溃疡穿孔可自行闭合或经非手术治疗而闭合，非手术治疗期间必须严密观察病人的症状和腹部体征的变化，如治疗6~8个月后病情无好转甚至加重，应及时中转手术治疗。

5.心理社会因素

消化性溃疡好发于青壮年，病程长，常反复发作，经久不愈，可直接影响病人的学习和工作，因而病人往往产生焦虑、急躁情绪。年龄大、病程长的病人往往惧怕癌变，产生恐惧、担忧心理，急性严重并发症病人也会由于发病突然、病情危重需紧急手术而产生焦虑、恐惧心理。此外，长期的慢性病程还会影响病人的家庭生活及经济状况。

（三）护理问题

1.疼痛

与穿孔后胃肠内容物对腹膜的刺激及手术切口有关。

2.有体液不足的危险

与禁食、胃肠液大量外漏有关。

3.营养失调，低于机体需要量

与胃肠液大量外漏、炎症和创伤等所致的高消耗有关。

4.焦虑

与痛觉刺激和担心预后有关。

5.知识缺乏

缺乏预防胃、十二指肠溃疡急性穿孔的相关知识。

6.潜在并发症

出血、腹腔感染、吻合口瘘、消化道梗阻、倾倒综合征和低血糖综合征等。

（四）护理目标

1.病人疼痛减轻或消失。

2.病人的水、电解质维持平衡。

3.病人营养状况得到改善和维持。

4.病人焦虑程度减轻。

5.病人能复述预防胃、十二指肠溃疡急性穿孔的相关知识。

6.病人并发症能得到预防或及时发现和处理。

（五）护理措施

1.一般护理

（1）禁食、持续胃肠减压：目的在于减少胃肠内容物继续外漏，便于穿孔的闭合和腹膜炎的消退。

（2）维持水、电解质和酸碱平衡：建立静脉通道，按医嘱准确、匀速输入林格液、血浆等液体。

（3）疼痛护理：采取宽慰病人、分散其注意力、保持舒适体位、促进有效通气等措施以缓解疼痛，如疼痛剧烈且诊断明确者，可适量使用镇静镇痛药物。

（4）病情观察：严密观察病人的症状和腹部体征的变化，每15～30分钟测量生命体征一次，注意观察病人腹痛范围是否扩大等。如保守治疗病人病情无好转甚至加重，要及时报告医生，做好急诊手术准备。

2.心理护理

向病人说明本病的发病规律、诱因及治疗效果，指导病人保持乐观的情绪和采取放松疗法增强其对治疗的信心。

3.术后护理

（1）病情观察：密切观察生命体征、腹部体征，胃管、腹腔引流管中引流液的颜色、量和性质。

（2）体位：术后病人血压平稳后给予半卧位，可减轻腹部切口张力，减轻疼痛，还有利于呼吸和循环。鼓励病人早期下床活动。

（3）饮食：术后禁食，肛门排气后给予少量清流质，逐渐增加至流质，以后可改少渣半流质、半流，逐渐过渡到软饭或普食。

（4）术后并发症的观察和处理：掌握各并发症的病因、临床表现及处理原则，加强病情观察，做到及时发现、及时处理。

胃十二指肠溃疡的手术方式包括胃大部切除术和迷走神经切断术两种。

1）胃大部切除术后并发症：①术后出血包括腹腔内出血和胃出血。A.腹腔内出血的原因是血管结扎不够确切或是腹腔内有感染或吻合口瘘，使裸露的血管受腐蚀而出血。如果术后发现病人有失血的临床表现，腹腔引流管又有较多的新鲜血引出，应及时报告医生。B.胃出血。在正常情况下，术后经胃管可有少量出血，一般24小时不超过300 mL，并逐渐减少、变淡至自行停止。若短期内从胃管内引流出大量新鲜血，提示术后出血。多数病例经非手术治疗，如禁食、输血、止血药物及胃镜下止血等措施可使出血停止。少数病人非手术治疗无效、病情逐渐加重，需手术治疗。②十二指肠残端破裂是Billroth Ⅱ式胃大部切除术后近期的严重并发症，可因十二指肠溃疡切除困难、溃疡大、瘢痕水肿严重，使缝合处愈合不良；或因肠胃吻合口输入端梗阻，使十二指肠内压力升高而致残端破裂。多发生在术后24~48小时。主要症状是突然发生右上腹疼痛、发热、腹膜炎体征及血白细胞数升高。应立即手术处理，并分别于十二指肠内和腹腔置管，术后予以持续减压引流，同时，纠正水、电解质的失衡；给予肠外营养或术中行空肠造瘘，术后予以肠内营养；应用抗生素抗感染；用氧化锌软膏保护引流管周围皮肤。③吻合口破裂或瘘，这是胃切除术后早期严重合并症之一，多发生在术后一周内，其发生的主要原因为缝合技术不良、吻合口有张力、低蛋白血症、组织水肿等。临床主要表现为高热、脉速、全身中毒症状、腹膜炎以及引流管引出浑浊含胃肠内容物的液体。口服或经胃管注入亚甲蓝稀释液后经引流管引出蓝色液或腹穿抽出蓝色液即可确诊。处理包括因吻合口破裂而发生弥漫性腹膜炎者，需立即手术修补；无弥漫性腹膜炎病人可禁食、肠胃减压、充分引流。若尚未拔除腹腔引流管，应设法保证其通畅；若已拔除，应开腹重新放置；肠外营养支持，纠正水、电解质紊乱，维持酸碱平衡；全身应用广谱抗生素。经上述处理后，多数病人在4~6周可愈合。此外，生长激素联合静脉营养支持能加速瘘口的愈合。④术后梗阻包括输入襻梗阻、吻合口梗阻和输出襻梗阻。A.输入襻梗阻是Billroth Ⅱ式胃大部分切除术后较为常见的合并症。a.慢性不完全性输入襻梗阻较为多见。临床上表现为进食后30分钟左右，感到上腹部胀痛或绞痛，并可放射至肩胛部，随即突然喷射性呕吐出大量不含实物的胆汁样液，呕吐后症状立即消失。b.急性完全性输入襻梗阻多见于结肠前Billroth Ⅱ式输入襻对胃小弯吻合术后的病人。临床表现为突发性上腹部剧烈疼痛，呕吐频繁但量不大，也不含胆汁，呕吐后症状不缓解。上腹部有压痛，甚至可触及可疑肿块。病情进展快，不久后出现烦躁、脉快、血压下降等休克表现。B.吻合口梗阻多在术后由流食改为半流食时出现。主要临床表现为上腹部膨胀感和溢出性呕吐，呕吐物含有或不含有胆汁。查体时有时可触到压痛性肿块，胃肠减压可引出大量液体，减压后症状也可随之缓解，但进食后可再次发作。一般持续10~20日开始缓解，一旦缓解，症状很快消失，2~3日即可进食。⑤倾倒综合征和低血糖综合征。A.倾倒综合征，多在进食后30分钟以内发生。原因是胃大部切除术后大量高渗食物过快地进入十二指肠或空肠，刺激嗜铬细胞等内分泌细胞分泌5-羟色胺、缓激肽样多肽、血管活性肽、神经紧张素、血管活性肠肽等，致使大量的细胞外液渗入肠腔、循环血容量骤减而引起胃肠功能和血管舒张功能的紊乱。临床表现为上腹饱胀不适、腹泻、心悸、乏力、出汗、头昏、昏厥、大汗淋漓、面色苍白、呼吸深大等。治疗上应少食多餐及进食低糖、高脂肪、高蛋白质饮食和餐后立即平卧20分钟，经过一段时间后多可治愈。B.低血糖综合征也称晚期倾倒综合征。多在餐后2~4小时出现，表现为心慌、出汗、眩晕、无力、苍白、手颤等。其原因是胃大部切除术切除了胃窦，含糖食物快速进入空肠后，葡萄糖被过快吸收入血使血糖急速升高，刺激胰岛β细胞释放大量胰岛素。而当血糖下降后，胰岛素未能相应减少，故出现上述症状。此时，稍进食物即可缓解。症状明显者可用奥曲肽0.1 mg皮下注射，每日3次，可改善症状。

2）迷走神经切断术后并发症：①吞咽困难多见于迷走神经干切断术后，因食管下段运动失调或食管炎所致，常出现于手术后早期开始进固体食物时，下咽时有胸骨后疼痛。X线吞钡检查见食管下段狭窄、贲门痉挛。多于术后1~4个月能自行缓解。②胃潴留可发生于各类术后，但高选择性迷走神经切断术后较少见，系迷走神经切断术后胃张力减退、蠕动消失所致。表现为术后3~4日，拔除胃管后出现上腹不适、饱胀、呕吐胆汁和食物。X线钡餐造影见胃扩张、大量潴留、无排空。治疗包括禁食，持续胃肠减压，用温热、高渗盐水一日多次洗胃，输血、输液。也可用新斯的明皮下或肌内注射。症状一般于术后10~14天逐渐自行消失。③胃小弯坏死穿孔见于高选择性迷走神经切断术后。胃小弯无黏膜下血管丛，系潜在易缺血区；胃小弯坏死、穿孔多与手术因素或胃小弯缺血坏死形成溃疡有关。穿孔后突然发生上腹部剧烈疼痛和急性弥漫性腹膜炎症状，需立刻进行手术修补。④腹泻多因迷走神经切断术后肠道功能紊乱、胆道和胰腺功能失常，或胃酸低致胃潴留后食物发酵和细菌繁殖所致。注意饮食或口服助消化的药物及收敛剂，多数病人于术后数月症状可逐渐减轻或消失。

4.健康教育

(1)讲解胃十二指肠溃疡穿孔的诱因,说明病人暴饮暴食、进刺激性食物、情绪激动、过度疲劳等都是引起溃疡穿孔的诱因,日常生活中要避免这些不良刺激,保持心情舒畅,合理饮食。对吸烟、酗酒病人劝其戒烟、戒酒。

(2)指导治疗胃部不适常用药物的正确服用方法,避免服用对胃黏膜有损害的药物,如阿司匹林、吲哚美辛、皮质类固醇等。

(3)讲解手术后期可能出现的并发症的表现和防治方法。

1)碱性反流性胃炎:多发生于术后数月至数年,由于碱性十二指肠液、胆汁反流入胃,破坏了胃黏膜的屏障作用所致。主要临床表现有:①剑突下持续性烧灼痛,进食后加重,制酸剂无效;②呕吐物含胆汁,吐后疼痛不减轻;③体重减轻或贫血。症状轻者用 H_2 受体拮抗剂、考来烯胺(消胆胺)等治疗,严重者需手术治疗。

2)吻合口溃疡:多数发生在术后2年内,主要症状为溃疡病症状重现,可有消化道出血;纤维胃镜检查可明确诊断,可行手术治疗。

3)营养不良性合并症:由于胃肠道吸收功能紊乱或障碍所致,常有体重减轻、贫血、腹泻与脂肪泻、骨病等。应注意调节饮食,少量多餐,多食富含维生素、高蛋白质、低脂肪的食物,必要时定时补充铁剂、钙剂、叶酸、维生素 D 制剂和维生素 B_{12} 等营养素。

4)残胃癌:指因良性疾病行胃大部切除术5年以上,发生在残胃的原发癌。多发生于术后20～25年,与胃内低酸、胆汁反流及肠道细菌逆流入残胃引起慢性萎缩性胃炎有关。

二、胃、十二指肠溃疡大出血

(一)概述

胃、十二指肠溃疡大出血是指那种引起明显出血症状的大出血而言,即表现为大量呕血或柏油样粪便,血红蛋白值明显下降,以致出现休克前期症状或很快陷入休克状态。因此,不包括那些小量出血或在检查粪便时发现有隐血的情况。约5%～10%的胃、十二指肠溃疡大出血用非手术治疗不能止血,需要进行外科手术治疗。胃、十二指肠溃疡大出血是溃疡侵蚀基底血管破裂的结果，大多为中等动脉出血。大出血的溃疡一般位于胃小弯或十二指肠后壁。大出血后因血容量减少、血压降低、血流变缓、血管破裂处血凝块形成等原因可使出血自行停止，但由于溃疡病灶与胃十二指肠内容物的接触以及胃肠的不断蠕动，仍有可能再次出血。

（二）护理评估

1.健康史

病人既往有典型溃疡病史，出血前可有饮食失调、劳累或精神紧张、受寒等诱因。评估病人呕血、便血的量及时间，评估病人的生命体征及血红蛋白、红细胞计数和血细胞比容变化，根据临床表现估计失血程度。

2.临床表现

主要症状是急性大呕血或黑粪，但多数病人仅有柏油样黑粪。迅猛而大量的十二指肠溃疡出血，也可以出现色泽较鲜红的黑粪。呕血前病人常有恶心。便血前突感便意，便血时病人感到乏力、身软、双眼发黑、心慌，甚至在排便时或排便后发生晕厥。

一般说来，当失血量短期内超过 400 mL 时，可出现面色苍白、口渴、脉搏快速有力、血压正常或略偏高的循环代偿现象；但当失血量超过 800 mL 时，可出现明显的休克表现：神情紧张、烦躁或淡漠、出冷汗、脉搏细速、呼吸浅促、血压降低等。腹部无明显体征，可能有轻度腹胀，上腹部相当于溃疡所在部位有轻度压痛，肠鸣音增多。

3.辅助检查

大量出血后，血红蛋白值、红细胞计数和血细胞比容均下降。但在早期，由于血液浓缩，可能下降不明显。因此，需短期反复测定，可以见到进行性的下降。

必要时进行胃十二指肠纤维内镜、X 线钡餐等检查，这些检查不仅可以确定病因和出血的部位、指导选择手术方式，而且部分病人也可同时获得止血治疗。

4.治疗原则

非手术治疗原则：止血、补充血容量和防止复发。大多数病人经过非手术治疗后，出血可以停止，但有 5%～10% 的病人需要手术治疗方能止血。

5.心理社会因素

急性大呕血或黑粪等视觉刺激和全身失血性休克症状使病人感到紧张、恐惧,甚至有濒临死亡等心理反应,担心疾病预后,急切想了解疾病的治疗方式、转归、疾病预防等相关知识。

(三)护理问题

1.体液不足

与大量失血或呕血、禁食有关。

2.营养失调,低于机体需要量

与失血、炎症和创伤等所致的高消耗有关。

3.焦虑或恐惧

与失血症状刺激和担心预后有关。

4.潜在并发症

出血、腹腔感染、吻合口瘘、消化道梗阻、倾倒综合征和低血糖综合征及肝、肾功能障碍等。

(四)护理目标

1.病人体液平衡得到维持。

2.病人营养状况得到改善和维持。

3.病人焦虑程度减轻。

4.并发症能得到预防或及时发现和处理。

(五)护理措施

1.一般护理

(1)禁食、持续胃肠减压:保持胃肠减压持续负压吸引状态,及时吸引出胃内积血,了解出血情况,减轻胃肠道张力。

(2)病情观察:严密监测病人的血压、脉搏、尿量、周围循环状况、中心静脉压等,准确记录出入量,为医生补充血容量和诊断提供准确的依据。如病人烦躁不安、面色苍白、皮肤湿冷、四肢冰凉，提示微循环灌注不足，而皮肤逐渐转暖、出汗停止，则提示微循环灌注好转。

（3）呕血和便血的护理

1）病人绝对卧床休息，取平卧位头偏向一侧，防止误吸或窒息，必要时用负压吸引器清除口腔、气道内的分泌物和血液，保持呼吸道通畅。

2）准确记录呕血和便血的发生时间、次数、量及性状，以便估计出血量和速度。

3）呕血或便血后要及时清除血迹、污物，以减少对病人的不良刺激。

4）预防休克，建立可靠的静脉通道，根据病人失血量输入血浆代用品、红细胞或新鲜全血等补充血容量。若病人失血性休克症状未改善或病情加重，要做好急诊手术准备。

2.心理护理

向病人说明安静休息、良好心态有利于止血，关心、安慰病人。抢救工作应迅速而不忙乱，以减轻病人的紧张情绪。解释各项检查、治疗措施等相关知识，听取并解答病人及家属的提问，减轻他们的疑虑。

3.术后护理

（1）病情观察：严密监测病人的血压、脉搏、呼吸、尿量及切口渗液情况。

（2）胃管及腹腔引流管的护理：妥善固定，密切观察引流液的颜色、性质及量，若有较多鲜血，提示有再出血的可能。

（3）饮食：拔除胃管后当日可少量饮水或米汤；第2日进半量流质饮食；第3日进全量流质；若进食后无腹痛、腹胀等不适，第4日可进少渣半流质饮食，以稀饭为好；第10～14日可进软食。少食牛奶、豆类等产气食物，忌生、冷、硬和刺激性食物，注意少量多餐，开始时每日5～6餐，以后逐渐减少进餐次数并增加每次进餐量，逐步恢复正常饮食。

（4）术后并发症的观察和护理：参照胃、十二指肠穿孔术后并发症的观察和护理。

4.健康教育

（1）向病人及家属讲解引起胃、十二指肠溃疡出血的病因和诱因、预防、治疗和护理知识，以减少再度出血的危险。避免长期大量服用非甾体抗炎药如布洛芬等，以减少胃肠道黏膜损伤。

（2）注意饮食卫生和饮食规律，进食营养丰富、易消化的食物，避免过饥或暴饮暴食，避免粗糙、刺激性食物或过冷、过热的食物，合理饮食是避免诱发溃疡出血的重要因素。

（3）生活起居要有规律，劳逸结合，保持乐观精神，保证身心健康。避免长期精神紧张，过度劳累。应戒烟、戒酒，在医生指导下用药，勿擅自用药。

（4）病人及家属掌握早期识别出血征象及应急措施：出现头晕、心悸等不适，或呕血、便血时，立即卧床休息，保持安静，呕吐时取侧卧位以免误吸，立即送医院治疗。

（5）讲解手术后期可能出现的并发症如碱性反流性胃炎、吻合口溃疡、营养性合并症、残胃癌的表现和防治方法。做到定期复查，出现胃部不适，及时就诊。

三、胃、十二指肠溃疡瘢痕性幽门梗阻

（一）概述

胃、十二指肠溃疡愈合过程中所形成的瘢痕，发生收缩时可以造成幽门梗阻。高度的瘢痕性梗阻使食物和胃液不能通过，以致病人的营养和水、电解质酸碱都发生失调，需要用外科手术治疗，占外科治疗溃疡患者的11%～30%。

瘢痕性幽门梗阻形成的过程是缓慢的，但呈持续的进行性加重，梗阻由部分性逐渐趋向完全性。梗阻初期，胃壁肌呈相对的肥厚，蠕动增强，胃轻度扩大。到了晚期，由于代偿功能减退，胃呈高度扩大，但蠕动减弱，胃内容物滞留；经常发生呕吐，引起水、电解质等物质的严重丢失。由于大量氢和氯离子随胃液呕出，血液中氯离子降低，碳酸氢根离子增加，出现代谢性碱中毒。同时又因为钾从胃液呕出和较多的从尿中排出（由于小管细胞内氢离子的缺乏），可能出现低血钾症。因此，低氯低钾性碱中毒在幽门梗阻的病人中较为多见。

（二）护理评估

1.健康史

病人既往有长期溃疡病史。评估病人胃潴留程度、呕吐的量及胃内容物性质，并留置

胃管，可抽出大量酸臭的胃液和食物残渣。评估病人的生命体征及营养状况。

2.临床表现

主要表现为呕吐，其特点是，常定时发生在晚间或下午，呕吐量大，一次可达1000～2000 mL。呕吐物多为隔夜宿食，甚至有前1～2天所进食物，且有酸臭味，不含胆汁。呕吐后自觉胃部舒适，因此，病人常自行诱吐以缓解症状。

体检可见病人营养状况不良，腹部检查可见上腹隆起，有时可见自左肋弓下向右腹的胃蠕动波。手拍上腹可闻水振水音。

3.辅助检查

X线钡餐检查可见胃高度扩大、胃张力减低，钡剂入胃后即下沉。正常情况下，胃钡剂4小时后即可排空，如6小时尚有25%钡剂存留，即证明有胃潴留；有瘢痕性幽门梗阻时，24小时后仍有钡剂存留。

4.治疗原则

胃、十二指肠引起的幽门梗阻有3种情况。

（1）痉挛性：因幽门括约肌反射性痉挛所致。

（2）水肿性：溃疡附近炎症性水肿所致。

（3）瘢痕性：溃疡愈合过程产生的瘢痕收缩所致。

前两种梗阻是暂时性的，不构成外科的适应证；而瘢痕性梗阻则是永久性的，必须施行外科手术。手术治疗的目的在于解除梗阻，消除病因。但是瘢痕性幽门梗阻也可同时有痉挛性和水肿性因素存在，而使梗阻加重。据统计，十二指肠溃疡所致的幽门梗阻较胃溃疡引起者为多。

5.心理、社会因素

长期的溃疡病史、病情的反复发作和加重，使病人产生焦虑急躁情绪，对疾病的治疗失去信心。

（三）护理问题

1.营养失调，低于机体需要量

与胃潴留、大量呕吐有关。

2.体液不足

与大量呕吐、禁食有关。

3.焦虑

与长期患病和担心预后有关。

4.潜在并发症

出血、腹腔感染、吻合口瘘、消化道梗阻、倾倒综合征和低血糖综合征等。

（四）护理目标

1.病人营养状况得到改善和维持。

2.病人体液平衡得到维持。

3.病人焦虑程度减轻。

4.并发症能得到预防或及时发现和处理。

（五）护理措施

1.一般护理

（1）禁食水、持续胃肠减压：有效吸引出胃腔内潴留物和胃液，减轻胃内张力，改善血液循环。每日用温盐水洗胃以减轻胃组织水肿，利于术后愈合。

（2）呕吐的护理：病人应卧床休息，取平卧位头偏向一侧，防止误吸或窒息，必要时用负压吸引清除口腔内的胃液和食物，保持呼吸道通畅。准确记录呕吐的发生时间、次数、量及性状，以便估计梗阻程度。呕吐后要及时清除污物，保持床单位整洁，以减少对病人的不良刺激。

（3）补液、营养支持：建立静脉通道，按医嘱准确、匀速输入林格液、电解质、血浆等液体，保持水、电解质、酸碱平衡和营养需要，必要时采取全肠外营养疗法，观察电解质与酸碱平衡指标变化，记录出入液量。梗阻严重的病人手术前更应注意改善病人的营养状态，纠正脱水、低氯低钾性碱中毒。

（4）病情观察：严密监测病人的血压、脉搏、呼吸，做好急诊手术准备。

2.心理护理

与病人一起分析焦虑产生的原因，耐心倾听病人的诉说，理解和同情病人；向病人说明手术的必要性和安全性，解释手术方式及溃疡病的可治愈性，宽慰病人，使之保持良好的心理状态，增强病人对手术的了解和信心，以消除其紧张的心理；为病人创造安静、无刺激的环境，并与其一起确定合适的应对机制，及时鼓励和肯定病人的合作与进步。

3.术后护理

（1）病情观察：严密监测病人的血压、脉搏、呼吸、尿量及切口渗液情况。

（2）胃管及腹腔引流管的护理：妥善固定，密切观察引流液的颜色、性质及量。保持胃管通畅，使之持续处于负压引流状态，可用少量生理盐水冲洗胃管，防止血凝块堵塞胃管。

（3）饮食：拔除胃管后当日可少量饮水或米汤；第2日进半量流质饮食；第3日进全量流质；若进食后无腹痛、腹胀等不适，第4日可进少渣半流质饮食，以稀饭为好；第10~14日可进软食。少食牛奶、豆类等产气食物，忌生、冷、硬和刺激性食物。注意少量多餐，开始时每日5~6餐，以后逐渐减少进餐次数并增加每次进餐量，逐步恢复正常饮食。

（4）活动：鼓励病人术后早期活动。早期活动可促进肠蠕动，预防肠粘连，可增加肌肉收缩力，防止肌肉萎缩和关节僵直，避免骨突处组织受压过久而发生压疮；还可增加肺通气量，避免肺泡萎缩，利于气管内分泌物排出，预防坠积性肺炎、肺不张；还可加强心肌收缩力，增加心搏量，改善血液循环，从而增加局部组织灌流量。

（5）术后并发症的观察和护理：参照胃、十二指肠穿孔术后并发症的观察和护理。

4.健康教育

（1）保持心情舒畅，注意劳逸结合，3个月内避免重体力劳动。

（2）向病人解释并强调溃疡的治愈需靠术后长期的配合，定期门诊复查。

（3）与病人讨论并计划其治疗性饮食。胃大部切除术后胃内容量受限，宜少量多餐，进食营养丰富的饮食，以后逐渐过渡至均衡饮食。术后早期不宜进过甜食物，餐后应平卧片刻，食物应易消化，不宜选择刺激性食物。

（4）讲解手术后期可能出现的并发症如碱性反流性胃炎、吻合口溃疡、营养不良性合并症、残胃癌的表现和防治方法。如出现胃部不适，应及时就诊。

第二节　胃癌

一、概述

胃癌是最常见的消化道恶性肿瘤。据统计，胃癌占我国消化道恶性肿瘤的第一位，全身肿瘤的第三位。好发于40～60岁，男女性别之比约为3∶1。胃癌发病原因与饮食因素、环境因素、遗传因素及幽门螺旋菌（Hp）感染有关。近年来发现，胃幽门螺旋菌是胃癌发生的重要原因之一。

1.胃癌

按肿瘤位置胃癌一般以胃窦部最为多见，约占半数，其次为贲门区，胃体较少，广泛分布者更少。

2.胃癌按病期和大体形状可分为早期胃癌和进展期胃癌。

（1）早期胃癌：指局限于黏膜或黏膜下层的胃癌，表现为隆起型、表浅型和凹陷型三种。

（2）进展型胃癌：指病变深度已超越黏膜下层的胃癌，分以下三型。

1）肿块型：肿块向胃腔突出。小的如息肉，大的呈蕈状巨块，表面常破溃出血、坏死，此型生长缓慢，转移较晚。

2）溃疡型：癌肿四周隆起，中心溃疡，发生出血、穿孔多见。此型转移早，预后差。

3）浸润型：癌细胞侵及胃壁全层，胃壁僵硬，胃腔缩窄呈"革袋状"。此型的恶性程度高，淋巴转移早，预后差。

3.组织学分型

有腺癌、黏液腺癌、低分化癌、未分化癌等，其中以腺癌最为多见，未分化癌恶性程度最高。

4.转移途径

（1）直接蔓延：直接向胃壁四周或深部浸润并侵及腹壁临近器官及组织，也可沿黏膜下层淋巴网蔓延，向上侵犯食管下端，向下侵及十二指肠。

（2）淋巴转移：是主要的转移途径。胃淋巴引流有16组淋巴组，分为三站按顺序转移，沿胃大、小弯各组为第一站，腹腔动脉及其分支周围淋巴结分为第二站，余为第三站。肿瘤浸润越深，转移越远，也可直接转移到锁骨上淋巴结或经肝圆韧带至脐周，均属晚期转移。

（3）血行转移：晚期胃癌细胞可通过血液循环转移到肝、肺、骨等器官。

（4）腹腔种植：癌肿穿透胃壁，癌细胞脱落种植于腹膜、大网膜或盆腔表面。

二、护理评估

1.健康史

患者既往有长期溃疡病史或慢性萎缩性胃炎、胃息肉等胃癌前期疾病史。评估胃癌病人的营养状况、特殊检查结果，了解疾病性质和病理分期。

2.临床表现

胃癌早期症状多不明显，也不典型，故常被忽视，待症状显著已属晚期。病人开始常出现上腹不适、隐痛、嗳气、反酸、食欲减退等类似十二指肠溃疡或慢性胃炎等症状。

病情进展后可有上腹疼痛、食欲不振、消瘦、体重减轻、贫血等。发生溃疡或梗阻后可出现相应的症状，如进食哽噎感、呕吐、上消化道出血、穿孔等。

晚期可出现腹部肿块及其转移症状，如肝肿大、腹水、锁骨上淋巴结肿大，并出现消瘦、贫血、恶病质等晚期癌肿的全身消耗性表现。涉及神经者可引起剧烈疼痛。

3.辅助检查

（1）X线钡餐检查：表现为边缘不规则的充盈缺损，黏膜皱襞中断或破坏；轮廓不规则的龛影；胃黏膜皱襞粗乱，胃壁僵硬，蠕动波消失，呈狭窄的"革袋状胃"。

（2）纤维胃镜：胃镜下可见癌肿突出胃腔内，表面有大小不等的结节，晚期可见糜烂，或者为形态不规则的溃疡，边缘不整，多呈锯齿状。溃疡底部凹凸不平、苍白，常糜烂，周围黏膜皱襞中断。

（3）细胞学检查：可以应用一般冲洗法。找到可疑病变时，采取纤维胃镜直接冲洗。

（4）胃液分析：游离胃酸减少或缺乏。

（5）粪便潜血试验阳性：血液检查表现为血红蛋白、红细胞计数均下降，血浆白蛋白减少，但早期胃癌并不明显。

（6）其他：B超和CT检查有助于诊断及分期。

4.治疗原则

胃癌最有效的治疗方法是外科手术切除。胃癌根治术应遵循以下三点要求：①充分切除原发癌灶。②彻底廓清胃周围淋巴结。③完全消灭腹腔游离癌细胞和微小转移灶。

5.心理、社会因素

胃癌患者在心理和躯体上受到双重折磨，此时最需要亲人、朋友、医护人员的关怀和体贴。对癌症的恐惧及错误理解使患者情绪低落，产生恐惧甚至绝望的心理。

三、护理问题

1.焦虑、恐惧或绝望

与对疾病的发展及预后缺乏了解、对疾病的治疗效果没有信心，与死亡威胁、手术、化疗等治疗，以及住院和生活方式改变等因素有关。

2.疼痛

与癌肿侵及或压迫神经及手术创伤有关。

3.体液不足

与呕吐、胃肠减压有关。

4.营养失调，低于机体需要量

与食欲减退、恶心、呕吐、疼痛、术后禁食或限量进食、消化不良、肿瘤高代谢等因素有关。

5.潜在并发症

吻合口瘘、吻合口梗阻、胃潴留、倾倒综合征。

6.知识缺乏

缺乏有关胃癌疾病及术后康复知识。

四、护理目标

1.病人焦虑恐惧减轻。

2.病人疼痛减轻或缓解。

3.病人组织灌注良好，表现为循环血容量正常，皮肤黏膜颜色、弹性正常，生命体征平稳，尿量每小时>30 mL。

4.病人营养不良得到改善。

5.病人并发症得到预防、及时发现与处理。

6.病人能复述有关疾病、自我保健、预防及饮食等方面的知识。

五、护理措施

1.术前护理

（1）营养支持：给予高蛋白、高热量、高维生素、易消化的食物。进食少的患者术前应给予静脉输液高营养，补充足够的营养和水、电解质，必要时给予血浆、成分血，以改善营养状态。每周称体重一次，监测血浆白蛋白及血红蛋白、尿素氮等生化指标的变化，并记录。

（2）减轻胃黏膜水肿：有幽门梗阻者，术前3天每晚用温盐水洗胃，消除胃内积存物，减轻胃黏膜水肿。严重幽门梗阻者，应于术前1～3天进行持续胃肠减压，使胃体积缩小。

（3）肠道准备：胃癌波及横结肠时应做肠道准备，术前3日开始口服肠道不易吸收的抗生素，如新霉素、卡那霉素、庆大霉素、甲硝唑等，术前一日口服硫酸镁、甘露醇泻药以清洁肠道。

（4）其他：术前备皮，手术日早晨置胃管，防止麻醉及手术过程中呕吐、误吸，便于术中操作，减少手术时腹腔污染。介绍术后护理活动，如翻身、咳嗽、深呼吸、下肢运动方法。

2.心理护理

对病人表现出的恐惧、悲观情绪要予以理解和安慰。引导病人正确认识癌症，积极治疗和树立战胜癌症的信心，使病人认识到癌症并非都是不治之症。向病人讲解胃癌手术的治愈性及手术的必要性，以具体病例讲明手术的安全性和效果。

要体谅病人。癌症病人对孤独的生活非常敏感，有一种被抛弃感。有的病人患胃癌后饮食与其他人分开，这会增加病人的痛苦和精神压力，不利于疾病的恢复。事实上，胃癌并未发现有传染性，因此，对胃癌病人进行隔离是不必要的。提供有关疾病的治疗和自我护理的知识，介绍癌症治疗的最新技术及其发展前景，增强患者自信心。鼓励其树立生活的勇气，解除顾虑，消除焦虑厌世心态，增强战胜疾病的信心。加强与其支持系统如亲戚、朋友的联系、激发他们的责任感，多给病人生活上的照顾和心理上的支持。鼓励患者积极参与社会活动，促使患者尽快适应新生活。

3.术后护理

（1）病情观察：术后定时监测病人的血压、脉搏、呼吸、神志、肤色、尿量、切口渗液情况。

（2）禁食、胃肠减压：保持胃管引流通畅，每日用生理盐水冲洗胃管以防血痂堵塞胃管；观察引流液的性质及量，术后24小时内可由胃管引流出少量血液或咖啡样液体100~300 mL。若有较多鲜血，应警惕吻合口出血，要及时与医生联系并处理；妥善固定胃管，胃管是术中放置在吻合口附近，一旦脱出，难以重新放置到合适位置，告诉病人留置胃管的重要性，不能自行拔出；若胃管脱出，要在医生的指导下重新放置，动作要轻柔，以防造成吻合口出血。

（3）解除疼痛不适：协助患者取舒适的体位，如术后患者神志清楚、血压平稳后，取半坐卧位，松弛腹肌，减轻疼痛，同时膈肌下移，促进呼吸和循环。告诉患者咳嗽时用手或小枕头按压伤口。固定好引流管，以免翻身活动时牵拉引起伤口疼痛。必要时按医嘱给予止痛药，同时观察止疼药的效果、副作用，并做记录。

（4）加强营养：术后早期继续给予胃肠道外静脉营养治疗，待肠功能恢复后给予肠内营养治疗。肠内营养更有利于营养素的吸收，还有助于维持肠黏膜结构和屏障功能的完整性。

（5）饮食指导：胃大部或全胃切除后病人的治疗既要补充营养，又要结合患者自身对饮食的耐受情况，区别对待，切不可强求一律。一般在胃手术后24~48小时内禁食，第3~4日肠道恢复功能、肛门开始排气后先进少量多餐的清流饮食，然后改为全量流质饮食、"胃切一号"，而后逐步由无渣、少渣半流质饮食过渡到普食。一般坚持半年以上的半流质饮食才能逐渐恢复到正常饮食。

饮食过程中要遵循以下原则。

1）限制餐间、餐后液体食物的进量，液体食物更易加速残胃的排空，使未经消化的高渗食糜倾入小肠，造成小肠膨胀和蠕动增快，引起腹泻或不适。所以，对胃切除术后病人的饮食，应尽量缩短流食阶段，改为半流食或软饭。在停止流食后可按干稀搭配原则配餐，每餐都配以烤面包干、烤馒头干、饼干等干食。如欲饮用汤汁、饮料、茶水等，宜安排在餐前或餐后0.5~1小时。牛奶视病人耐受情况而定，能进流食后酸奶更适合病人。

2）减少糖类，增加蛋白质和脂肪入量。糖类在肠道水解和吸收速度快于蛋白质和脂肪。胃切除术后如若出现反应性低血糖（多发生于餐后1~3小时），只要减少糖类进量，尤其是单双糖的进量，病情即可改善。故在饮食中应少进糖类食物，更要禁用或少用糖果甜食。

3）少量多餐。这种进食方式可以减缓过量高渗食糜倾入小肠而引起的不适感，也是增加营养摄入较为可行的方法。一日3次正餐，2~3次加餐。

4）解除惧食心理，摄入营养充足的平衡膳食。胃切除后病人体重减少或不增加的现象十分多见，这与术后不敢进食、怕引起不舒服而导致的能量摄入不足有关。

（6）术后并发症的观察和护理

1）术后胃出血：术后 6 小时内应每 15～30 分钟测生命体征一次，待病情平稳后可改为 4～6 小时测一次。如病人出现烦躁不安、脸色苍白、大汗淋漓、生命体征不稳、胃管内引流出鲜红色的胃液，甚至呕血或黑粪持续不止，需警惕胃内大出血，应立即报告医生，做好紧急处理的准备。

2）术后梗阻：如出现上腹发作性剧烈疼痛、上腹饱胀、频繁呕吐等症状，则提示有梗阻发生，应立即给予禁食，持续胃肠减压、输液治疗。如不能自行缓解，则应行再次手术。

3）胃潴留：注意观察术后 3～4 天肠蠕动的恢复情况，拔除胃管后患者是否出现上腹不适、饱胀、呕吐胆汁和食物，并注意有无排气。处理方法为症状出现后禁食、持续胃肠减压、输液。每日用温热盐水多次洗胃，亦可用新斯的明 0.5～1 mg，每日 1～2 次皮下或肌内注射。

4）倾倒综合征：进餐后 30 分钟内出现上腹饱胀不适、心悸、乏力、出汗、头昏、大汗淋漓、面色苍白等症状，可考虑倾倒综合征的发生，向患者和家属详细讲解引起倾倒综合征的机制，告诉其临床表现。指导患者术后早期应少量多餐。避免进食甜的、过热流食，进食后平卧 30 分钟，多数患者在半年到 1 年内逐渐自愈。

4.健康教育

（1）保持心情舒畅，注意劳逸结合。胃癌病人的病情得到缓解或相对平稳后，生活要有规律，建立和调节好自己的生物钟，采用适当的放松技巧，缓解生活及工作的压力，从而控制病情的发展和促进健康。

（2）与病人一起制定饮食计划，胃癌术后一年胃容量受限，应注意少量多餐，避免辛辣刺激食物的摄入。以高蛋白、高热量、高维生素、低脂肪饮食为主，禁止吸烟和饮酒。由于胃肠道消化吸收功能减弱，应注意定期补充铁剂、钙剂、叶酸、维生素 D 制剂和维生素 B_{12} 等营养素。

（3）定期门诊复查。术后 1 年内，每 3 个月或半年复查 1 次，如正常可改为 1 年检查 1 次。

（4）向病人讲解有关化疗的知识及必要性，告诉病人胃癌联合化疗的基本方案，说明化疗的不良反应有恶心、呕吐、白细胞下降、脱发等，以及处理这些不良反应的对策，使病人有心理准备。腹腔化疗时叮嘱病人改变体位，使药物在腹腔内均匀分布，增加药液与腹膜的接触面。指导病人做好口腔护理，预防口腔炎等并发症的发生。

（5）做到早发现、早诊断、早治疗是提高胃癌治愈率的关键。应通过健康教育增强大众的自我保健意识。对下列情况，应深入检查并定期复查：

1）原因不明的上腹不适、隐痛、食欲不振及消瘦，特别是中年以上者。

2）原因不明呕血、便血或粪便潜血阳性者。

3）原有长期胃病史，近期出现胃部症状。

4）中年既往无胃病史，短期内出现胃部症状。

5）已确诊为胃溃疡、胃息肉或萎缩性胃炎者。

6）多年前因胃良性疾病做胃大部切除手术，近年又出现消化道症状者。

第三节　肠梗阻

任何原因引起的肠内容物通过障碍统称为肠梗阻，是外科常见的急腹症之一。

1.肠梗阻的病因与分类

（1）按肠梗阻发生的基本原因分类

1）机械性肠梗阻：最为常见，系各种原因引起肠腔变窄、肠内容物通过障碍所致。如肠肿瘤压迫肠管，粪块、异物引起肠腔堵塞。

2）动力性肠梗阻：较少见，肠壁本身无病变，梗阻原因是神经反射或毒素刺激引起肠壁肌肉功能紊乱，致肠内容物不能正常运行。

3）血运性肠梗阻：较少见，由于肠系膜血管受压、栓塞或血栓形成，使肠管血运障碍，继而发生肠麻痹，肠内容物不能通过。

（2）按肠壁血运有无障碍分类

1）单纯性肠梗阻：仅为肠内容物通过受阻，无肠管血运障碍。

2）绞窄性肠梗阻：肠梗阻发生后，伴有肠管血运障碍。

2.肠梗阻后病理生理改变

（1）肠管局部的病理生理变化

1）肠蠕动增强：梗阻以上肠段蠕动增强，以克服肠内容物通过障碍。

2）肠腔积气积液、扩张：梗阻部位愈低、时间愈长，肠腔扩张愈明显；梗阻以下肠管则瘪陷、空虚或仅有少量粪便。

3）肠壁充血水肿、血运障碍。

（2）全身性病理生理变化

1）体液丢失和电解质、酸碱平衡失调：肠梗阻发生后，由于频繁呕吐，胃肠液大量丢失所致。

2）全身性感染和毒血症：肠腔内容物的积聚致细菌繁殖并产生大量毒素，经腹膜吸收可引起腹膜炎，乃至全身性感染。

3）呼吸和循环功能障碍：肠腔膨胀使腹内压增高、膈肌上升、腹式呼吸渐弱，影响肺内气体交换。

一、粘连性肠梗阻

（一）概述

粘连性肠梗阻是肠梗阻最常见的一种类型，其发生率约占肠梗阻的40%~60%。

肠粘连分为先天性和后天性两种。先天性者较少见，可因发育异常或胎粪性腹膜炎所致。后天性者多见，常由于腹腔内手术、炎症、创伤、出血、异物等引起，临床以手术后所致的粘连性肠梗阻最为多见。

粘连发生在肠管与腹壁或肠管与肠管之间。粘连使肠管正常走行发生扭曲变化，肠内容物通过这些粘连部位时走行方向会发生急剧改变，如果通过受阻，就会引发急性梗阻。

(二)临床表现

典型的临床症状可概括为"痛、吐、胀、闭",即腹痛、呕吐、腹胀及停止排气、排便。腹部查体可见腹胀、肠型、蠕动波或非对称性隆起,肠鸣音增多亢进,可闻及气过水音或高调金属音,如出现绞窄或穿孔时,可有腹膜炎的表现。

(三)辅助检查

腹部立卧位X线平片检查是临床最常用的辅助检查手段之一,根据不同的X线征象能推测梗阻的部位,但对梗阻原因的判断较为困难。肠梗阻时,卧位腹平片可见肠管胀气扩张,立位腹平片则可见多个气液平面。若腹腔内渗出较多时,可见肠间隙明显增宽。小肠梗阻时可见扩张肠管内空肠黏膜皱襞形成的"鱼骨刺"征,结肠梗阻时可见扩张的结肠袋。

二、蛔虫性肠梗阻

(一)概述

蛔虫性肠梗阻系由于蛔虫结聚成团并引起局部肠管痉挛而致肠腔堵塞,属单纯性机械性肠梗阻。驱虫不当常为诱因,多见于儿童,农村发病率较高。堵塞部位常见于回肠,梗阻多为不完全性。

(二)临床表现及辅助检查

蛔虫性肠梗阻症状为阵发性脐周腹痛,伴呕吐,腹胀不明显。由于虫体的机械性刺激及其分泌的毒物和代谢产物,可引起消化道功能紊乱和异性蛋白反应,如纳差、恶心、呕吐、腹泻和荨麻疹。儿童严重感染者,可引起营养不良、精神不安、失眠、磨牙、夜惊等。腹部常可扪及变形、变位的条索状团块。肠鸣音可亢进或正常。少数病人可并发肠扭转或肠壁坏死,蛔虫进入腹腔引起腹膜炎。

腹部X线平片可见肠腔内成团的蛔虫成虫体阴影。粪便直接涂片检查可见虫卵。

三、肠扭转

（一）概述

肠扭转是一段肠管甚至全部小肠及其系膜沿系膜轴扭转360°～720°，因此，既有肠管的梗阻，更有肠系膜血运中断，是肠梗阻中病情凶险、发展迅速的一类疾病。

（二）临床表现及辅助检查

肠扭转是闭袢型肠梗阻加绞窄性肠梗阻，发病急骤，发展迅速。起病时腹痛剧烈且无间歇期，早期即可出现休克。肠扭转的好发部位是小肠、乙状结肠和盲肠，临床表现各有特点。

小肠扭转表现为突然发作剧烈腹部绞痛，多在脐周围，常为持续性疼痛阵发性加剧，由于肠系膜受到牵拉，疼痛可放射至腰背部。呕吐频繁，腹胀以某一部位特别明显，腹部有时可扪及压痛的扩张肠袢。肠鸣音减弱，可闻及气过水声。腹部X线检查符合绞窄性肠梗阻的表现，有时可见空肠和回肠换位，或排列成多种形态的小跨度卷曲肠袢等特有的征象。

乙状结肠扭转多见于乙状结肠冗长、有便秘的老年人，以往可有多次腹痛发作经排气、排便后缓解的病史。病人有腹部持续胀痛，左腹部明显膨胀，可见肠型。腹部压痛及肌紧张不明显。腹部X线平片可见马蹄状巨大的双腔充气肠袢，圆顶向上；立位可见两个液平面。钡剂灌肠X线检查见扭转部位钡剂受阻，钡影尖端呈"鸟嘴"形。

四、肠套叠

（一）概述

一段肠管套入相连接的另一段肠管内称为肠套叠。一般为近侧肠管套入远侧肠管内，但亦有远侧肠管逆向套入近侧肠管的，但极罕见，仅占约0.2%。肠套叠几乎均伴有肠梗阻。本病大多见于小儿，成人较少见。肠套叠发生常与肠管解剖特点（如盲肠活动度过大）、病理因素（如息肉、肿瘤）以及肠功能失调、蠕动异常有关。

（二）临床表现及辅助检查

肠套叠的三大典型症状是腹痛、血便和腹部肿块，表现为突然发作剧烈的阵发性腹痛，病儿阵发哭闹不安，有安静如常的间歇期，伴有呕吐和果酱样血便。腹部触诊常可在腹部扪及腊肠形、表面光滑、稍可活动、具有压痛的肿块。常位于脐右上方，而右下腹扪诊有空虚感。随着病程的进展，逐步出现腹胀等肠梗阻症状。钡剂胃肠道造影对诊断肠套叠有较高的准确率，灌肠检查可见钡剂在结肠受阻，阻端钡影呈"杯口"状或"弹簧状"阴影；小肠套叠钡餐可显示肠腔呈线状狭窄而远端肠腔又扩张。

五、护理

（一）护理评估

1.健康史

了解病人的一般情况，发病前有无体位及饮食不当、饱餐后剧烈活动等诱因；腹痛、腹胀、呕吐、停止排便、排气等症状的初发时间、程度、是否进行性加重；呕吐物、排泄物的量及性状。重点评估病人既往有无易引起肠梗阻的危险因素，如腹部手术或外伤史、肿瘤、放射性治疗史、克罗恩病、溃疡性结肠炎、胆石症等。

2.治疗原则

肠梗阻的治疗原则是纠正因肠梗阻所引起的生理紊乱和解除梗阻，治疗方法的选择要根据肠梗阻的原因、性质、部位以及全身情况和病情严重程度而定。手术是治疗肠梗阻的一个重要措施，大多数肠梗阻需要手术治疗。手术的目的是解除梗阻、去除病因。手术可采取粘连松解术，肠切开取出粪石、蛔虫等或肠套叠、肠扭转复位术或肠切除术等方式。

3.心理、社会因素

肠梗阻急性发病，剧烈腹痛、腹胀、呕吐等突然出现的梗阻表现可使病人感到紧张恐惧。缺乏肠梗阻疾病相关知识、担心预后，尤其是粘连性肠梗阻反复多次发作，常使病人情绪消沉、悲观，甚至不配合治疗与护理。

（二）护理问题

1.疼痛

与肠内容物不能正常运行、通过障碍，肠蠕动亢进或手术有关。

2.组织灌注量改变

与肠梗阻致胃肠道血运障碍有关。

3.舒适度改变

与肠梗阻致肠腔积液、积气有关。

4.体液不足

与呕吐、禁食、肠腔积液、胃肠减压有关。

5.潜在并发症

出血、肠粘连、肠坏死、腹腔感染、中毒性休克。

（三）护理目标

1.病人腹痛程度减轻。

2.病人肠道维持有效的循环血量，不发生肠坏死、肠穿孔。

3.病人腹胀缓解。

4.病人体液平衡得到维持。

5.并发症被及时发现和处理。

（四）护理措施

1.非手术治疗的护理

1）饮食：肠梗阻病人应禁食，若梗阻缓解，如病人排气、排便，腹痛、腹胀消失后，可进流质饮食，忌食产气的甜食和牛奶等食物。

2）禁食、胃肠减压：保持胃肠减压通畅。胃肠减压是通过负压吸引出胃肠内的液体和气体，能有效减轻腹胀，使肠道压力降低，改善肠道血液循环。胃肠减压期间，应观察和记录引流液的颜色、性状和量，若发现有血性液体，应考虑有绞窄性肠梗阻的可能。

3)体位:生命体征稳定者取半卧位,可使膈肌下降,减轻腹胀对呼吸、循环系统的影响。协助病人采取舒适体位,变换体位可促进肠蠕动。

4)缓解腹痛和腹胀:若无肠绞窄或肠麻痹,可遵医嘱应用阿托品类抗胆碱药物以解除胃肠道平滑肌痉挛,使腹痛得以缓解。但不可随意应用吗啡类止痛剂,以免掩盖病情。若病人为不完全性、痉挛性或单纯蛔虫所致的肠梗阻,可适当顺时针轻柔按摩腹部。此外,还可热敷腹部、针灸双侧足三里穴,促进肠蠕动恢复。如无绞窄性肠梗阻,可让病人口服或从胃管注入液状石蜡或食用色拉油,每次100~200 mL。

5)呕吐的护理:呕吐时嘱病人坐起或头侧向一边,以免误吸引起吸入性肺炎或窒息;及时清除口腔内呕吐物,给予漱口,保持口腔清洁,并观察记录呕吐物的颜色、性状和量。

6)记录出入液量和合理输液:肠梗阻病人的液体丢失量非常显著,注意观察病人脱水情况。观察和记录呕吐量、胃肠减压量和尿量等,结合血清电解质和血气分析结果,合理安排输液种类和调节输液量。输液的种类应根据病人的具体情况灵活选择。如果病人血容量不足、血压下降,可先输入部分胶体后再给予电解质溶液;如果患者血流动力学稳定,应以电解质溶液为主。高位肠梗阻患者,氯、氢丢失严重,给予等渗盐水有良好的效果;低位肠梗阻患者,钠和碳酸氢根丢失过多,应输入平衡盐液。当尿量正常后,每日还应补充10%氯化钾溶液60 mL,镁缺乏时可以静脉补充10%硫酸镁溶液20~40 mL。

7)防治感染和脓毒症:正确、按时应用抗生素可有效防治细菌感染,减少毒素产生,同时观察用药效果和不良反应。

8)严密观察病情:定时测量记录体温、脉搏、呼吸、血压,严密观察腹痛、腹胀、呕吐及腹部体征情况;若病人症状与体征不见好转或反有加重,应考虑有肠绞窄的可能。绞窄性肠梗阻的临床特征:①腹痛发作急骤,起始即为持续性剧烈疼痛,或在阵发性加重期间仍有持续性疼痛。肠鸣音可不亢进。呕吐出现早、剧烈而频繁。②病情发展迅速,早期出现休克,抗休克治疗后症状改善不显著。③有明显腹膜刺激征,体温升高,脉率增快,白细胞计数和中性粒细胞比例增高。④不对称性腹胀,腹部有局部隆起或触及有压痛的肿块。⑤呕吐物、胃肠减压抽出液、肛门排出物为血性,或腹腔穿刺抽出血性液体。⑥经积极非手术治疗后症状、体征无明显改善。⑦腹部 X 线检查所见符合绞窄性肠梗阻的特点。此类病人因病情危重，多处于休克状态，需紧急手术治疗。应积极做好术前准备。

2.心理护理评估

病人对肠梗阻的焦虑或恐惧程度。护理人员应鼓励病人表达自己的思想情绪变化和提问，并及时告知病人检查结果和治疗计划、进展。

肠梗阻如需手术治疗，病人面对的是首次手术或再次手术。尤其是再次手术者，心理上对手术缺乏信心，存在焦虑和恐惧。因此，在做护理操作前应向病人介绍治疗的相关知识，耐心、细致地做好心理疏导与解释工作，增强病人信心，促使其配合治疗，以最佳的心理状态接受手术。

3.术后护理

（1）观察病情：观察病人的生命体征、伤口敷料及引流液情况，用腹带包扎腹部，减少腹部切口张力。

（2）体位：血压平稳后给予半卧位。

（3）饮食：禁食，禁食期间给予补液。待肠蠕动恢复并有肛门排气后，可开始进少量流质；进食后若无不适，逐步过渡至半流质。

（4）胃肠减压和腹腔引流管的护理：妥善固定引流管，保持引流通畅，避免受压、扭曲。密切观察和记录各引流管的颜色、性质及量。

（5）早期活动：麻醉清醒后，嘱患者床上翻身活动，24 小时后坐起或下地活动，预防肺部并发症及肠粘连的发生。

（6）并发症的观察及护理

1）出血：手术后 24～48 小时内易发生出血等并发症，出血时病人会出现面色苍白、出冷汗、脉搏细速、血压下降或脉压差缩小，伤口有渗血，引流液为血液，每小时出血量>200 mL，或同时出现腹胀。一旦出现上述情况，应及时报告医师，积极配合抢救。

2）肠粘连：肠梗阻病人术后仍可能发生再次肠粘连。鼓励病人术后早期活动，尽早下床活动，以促进肠蠕动恢复，预防粘连。密切观察病情，病人有无再次出现腹痛、腹胀、呕吐等肠梗阻症状，一旦出现，应及时报告医生并协助处理，按医嘱给予病人口服液状石蜡、胃肠减压或做好再次手术的准备。

3）腹腔感染：肠梗阻术后，尤其是绞窄性肠梗阻术后，若出现腹部胀痛、持续发热、白细胞计数增高、腹壁切口处红肿，或腹腔引流管周围流出较多带有粪臭味的液体时，应警惕腹腔感染或切口感染及肠瘘的可能，应及时报告医师，并协助处理。

4）切口裂开：营养状况差、低蛋白血症及腹胀患者，手术后易发生切口裂开。应给予切口减张缝合，咳嗽时用双手保护伤口，经常调整腹带的松紧度等预防措施。有慢性咳嗽、前列腺肥大排尿困难者，做相应处理，便秘者口服液状石蜡以保持大便通畅。

4.健康教育

（1）指导病人应注意饮食卫生，多进食易消化、低渣食物，少吃糯米团、柿饼等诱发肠梗阻的食物，避免暴饮暴食，避免饭后剧烈运动，避免腹部受凉。

（2）儿童要做到饭前洗手，不吮手，养成讲卫生的好习惯。定期行粪便涂片检查，定期进行驱虫治疗。

（3）指导病人进食蜂蜜、香蕉等食物，以保持排便通畅。便秘者应注意通过调整饮食、腹部按摩等方法保持排便通畅，老年便秘者应及时服用缓泻药，以保持排便通畅。

（4）告知病人若出现恶心、呕吐、腹胀、腹痛等不适时，应及时就诊。

（5）向病人解释行钡灌肠检查后，要服少量泻药或灌肠，及时将钡剂排出体外，防止钡剂在肠腔内停留时间过长，水分被肠壁吸收而结块，导致排出困难而发生肠梗阻。

第四章　心血管内科常用操作技术

第一节　简易呼吸器的使用

简易呼吸器又称复苏球，是进行人工通气的简易工具。适用于心肺复苏及需人工呼吸急救的场合，尤其适用于窒息、呼吸困难或需要提高供氧量的情况，具有使用方便、痛苦小、并发症少、便于携带、有无氧源均可立即通气的特点。其原理是氧气进入球型气囊和氧气储气袋，球囊前方的单向阀打开，将氧气挤入与患者口鼻紧密相连的面罩内或气管导管内，以达到人工通气的目的。简易呼吸器由面罩、单向阀、球体、氧气储气阀、氧气储气袋、氧气导管、口咽通气道、开口器等组成。其中，氧气储气阀及氧气储气袋必须与外接氧气组合，如未接氧气时应将这两个组件取下。开口器适用于出现口腔紧闭，口咽通气道不能进入口腔内的情况。

一、目的

（1）维持和增加机体通气量。

（2）纠正威胁生命的低氧血症。

二、适应证

（1）心肺复苏。

（2）各种原因引起的呼吸抑制。

（3）神经、肌肉疾病所致的呼吸肌麻痹。

（4）气管插管前高浓度给氧。

（5）气管插管后检查导管位置。

（6）呼吸机出现障碍、停电等特殊情况时，临时替代呼吸机。

三、禁忌证

（1）未经减压及引流的张力性气胸，纵隔气肿。

（2）中等量以上的咯血。

（3）重度肺囊肿或肺大泡。

（4）低血容量性休克未补充血容量之前。

（5）急性心肌梗死。

四、操作方法

1.评估

（1）是否有使用简易呼吸器的指征和适应证。

（2）立即通知医生。

（3）准备并连接面罩、球囊，如果有可能应连接氧气装置，根据需要调节氧流量，使储气袋充盈。

2.开放气道

（1）清除口腔内任何可见异物，如义齿等。

（2）将患者仰卧、去枕、头后仰。

（3）将患者的嘴张开，必要时插入口咽通气道，防止舌后坠和舌咬伤。

（4）抢救者应位于患者头部后方，将患者头部向后仰，并托牢下颌使其朝上，保持气道通畅。

3.使用面罩

采用"EC"手势将面罩紧扣口鼻，左手拇指和食指成"C"手势压紧面罩，中指、无名指和小指构成"E"手势，紧按住下颌，保持呼吸道通畅。连接气管内管。如果患者插有气管内管及做气管切开者，应摘除面罩，单向阀接头直接连接气管内管接头进行操作。

4.挤压球囊

用另外一只手挤压球体，将气体送入肺中，潮气量400～600 mL（约球囊的1/3），规律性地挤压球体（成人：12～15次/min，儿童：14～20次/min）。

5.确认患者是否属于正常换气

（1）注意患者胸部上升与下降是否随着球体挤压而起伏。

（2）经由面罩透明部分观察患者嘴唇与面部颜色的变化。

（3）经由透明盖观察单向阀工作是否正常。

（4）在呼气时观察面罩内是否呈雾气状。

（5）密切观察患者对呼吸器的适应性，如监测生命体征、血氧饱和度。

6.再评估

经评估患者口唇面色转红润、血氧饱和度上升、自主呼吸恢复后，撤出简易呼吸器，用纱布擦拭口角，协助患者取舒适卧位，连接吸氧面罩，根据情况调节氧流量。整理用物，洗手，记录抢救经过。

五、注意事项

（1）简易呼吸器应定期检查、测试、维修和保养，保证其处于功能状态。

（2）使用时面罩要扣紧鼻部，避免发生漏气。

（3）连接氧气时，注意连接部位是否接好。

（4）使用过程中观察患者有无发绀等情况。

（5）挤压气囊时，压力不可过大，约挤压气囊的1/3～2/3为宜，且挤压应规律，避免时快时慢，以免损伤肺组织，影响呼吸功能恢复。

（6）若患者有自主呼吸，应与之同步，即患者吸气初顺势挤压呼吸囊，达到一定潮气量便完全松开气囊，让患者自行完成呼气动作。

（7）清醒患者应做好心理护理，向其解释应用呼吸器的目的和意义，缓解其紧张情绪，取得主动配合。

（8）简易呼吸器使用后，应消毒、晾干、装配好备用。

（9）弹性呼吸囊不宜挤压变形后放置，以免影响其弹性。

六、测试

（1）取下单向阀和储气阀，挤压球体后将手松开，球体应很快自动弹回原状。

（2）将出气口用手堵住，挤压球体时，球体不易被压下。如果发现球体慢慢向下漏气，应检查进气装置组装是否正确。

（3）将单向阀连上球体，并在接头处接上储气袋，挤压球体，单向阀会张开，使储气袋膨胀。如果储气袋没有膨胀，应检查组装是否正确。

（4）将储气阀和储气袋接在一起，将气体挤入储气阀，使储气袋膨胀，将接头堵住，挤压储气袋气体由储气阀溢出。如果未能察觉溢出时，应检查组装是否正确。

七、清洁与消毒

（1）将简易呼吸器各配件依顺序拆开，放入2%戊二醛碱性溶液中浸泡4~6小时。

（2）取出后使用灭菌蒸馏水冲洗所有配件，去除残留的消毒剂。

（3）面罩、储气管、储气袋用95%的乙醇擦拭消毒即可，禁止用消毒液浸泡，以免损坏。

（4）特殊感染患者使用过的简易呼吸器，可以使用环氧乙烷熏蒸消毒。

（5）消毒后的部件应该完全干燥，检查无损坏后，将各部件依顺序组装。

（6）做好测试工作，备用。

第二节　经口鼻腔气管插管术

气管插管术是指将特制的气管导管，通过口腔或鼻腔插入患者的气管内。是一种气管内麻醉和抢救患者的技术，也是保持上呼吸道通畅的最可靠手段。气管或支气管内插管是实施麻醉的一项安全措施。

一、目的

（1）改善通气、纠正缺氧。

（2）解除上呼吸道梗阻，保持呼吸道通畅，有效清除呼吸道分泌物。

二、适应证

（1）各种全麻手术，需气道管理时。

（2）危重患者的抢救中，如呼吸衰竭需进行机械通气者，心肺复苏，药物中毒及新生儿严重窒息时。

（3）预防和处理误吸或者呼吸道梗阻，进行气道保护，如频发呕吐、洗胃、颈部创伤、颈部肿块、腹内压极高等。

（4）由于舌或咽部肌肉张力降低所致的呼吸道梗阻。

（5）其他方法不能改善患者的通气状况时。

三、禁忌证（均为相对禁忌证）

喉头水肿、急性咽炎、气管黏膜下血肿、主动脉瘤压迫或侵犯气管者、出血或有出血倾向者。

四、插管的方法

三种常用的插管技术：经鼻盲插、经口明视插管和纤维支气管镜插管。

五、操作步骤

1.插管前评估

①评估患者鼻腔、牙齿、张口度、颈部活动、咽喉部情况，并决定选用何种插管途径和麻醉方法。②有无插管困难问题，采取何种方法解决。③患者意识状态。

2.需要准备的物品

①合适的气管导管。②合适的喉镜、导管内导丝、吸引管、牙垫、注射器等。③麻醉面罩和通气装置。④听诊器、氧饱和度监测仪。

3.经口明视气管内插管方法

（1）开放气道：患者取平卧位，清除口腔内异物或分泌物，清除松动牙齿及义齿。将患者头后仰，口腔张开，使口、咽、喉呈一条直线。

（2）面罩加压给氧：使用简易呼吸器面罩给氧2~3分钟（交予助手操作），使血氧饱和度保持在95%以上，保证气管插管时体内有一定的氧含量。

（3）暴露声门：打开喉镜，操作者用右手拇指、示指拨开患者口唇及上、下牙齿，左手持喉镜柄，将喉镜片由右口角放入口腔向左侧推开舌体后居中，缓慢沿中线向前推进，可见到悬雍垂，再循咽部自然弧度慢推镜片使其顶端抵达舌根，即可见到咽和会厌。行至会厌和舌根之间，左手上提，挑起会厌，暴露声门。

（4）插入气管导管：以右手拇指、示指及中指如持笔式持住导管的中、上段，由右口角进入口腔，直到导管接近喉头时再将管端移至喉镜片处，同时双目经过镜片与管壁间的狭窄间隙监视导管前进方向，准确轻巧地将导管尖端插入声门。借助管芯插管时，当导管尖端入声门后，应拔出管芯后再将导管插入气管内。导管插入气管内的深度成人为4~5 cm，导管尖端至门齿的距离为18~22 cm。

（5）插管完成后，要确认导管位置，确认方法有：①压胸部时，导管口有气流。②人工呼吸时，可见双侧胸廓对称起伏，并可听到清晰的肺泡呼吸音。③如用透明导管时，吸气时管壁清亮，呼气时可见明显的"白雾"样变化。④患者如有自主呼吸，接麻醉机后可见呼吸囊随呼吸而张缩。⑤如能监测呼气末分压（$ETCO_2$）则更易判断，$ETCO_2$图形有显示则可确认无误。

（6）固定导管：放置牙垫将喉镜取出，用胶布将牙垫和气管导管固定于面颊。

4.经鼻腔盲探气管内插管方法。将气管导管经鼻腔在非明视条件下，插入气管内。

（1）插管时必须保留自主呼吸，可根据呼出气流的强弱来判断导管前进的方向。

（2）以1%丁卡因鼻腔内表面麻醉，并滴入3%麻黄素使鼻腔黏膜的血管收缩，以增加鼻腔容积，减少出血。选用合适管径的气管导管，以右手持管插入鼻腔。在插管过程中边前进边侧耳听呼出气流的强弱，同时左手调整患者头部位置，以寻找呼出气流最强的位置。在声门张开时将导管迅速推进。导管进入声门感到推进阻力减小，呼出气流明显，有时患者有咳嗽反射，接麻醉机可见呼吸囊随患者呼吸而伸缩，表明导管已插入气管内。如导管推进后呼出气流消失，为插入食道的表现。应将导管退至鼻咽部，将患者头部稍仰使导管尖端向上翘起，可对准声门利于插入。

（3）确定导管位置后，固定。

六、注意事项

（1）气管插管时，一定要先处理患者，稳定病情，给予开放气道和人工呼吸正压给氧后，再做物品准备，且应一边抢救一边准备物品，而不应先准备物品，置危重患者于不顾。

（2）根据患者的性别、体重、身高等因素选择适当的导管。紧急情况下，无论男女都可选用7.5 mm。

（3）插管时动作要迅速、轻柔，以免损伤组织。切勿把口唇压在镜片与牙齿之间，以免造成损伤。不要把牙齿作为支点挑起会厌。

（4）气管插入的深度应适宜，导管尖端在气管的中段，距隆突4 cm。男性：据门齿不超过22 cm；女性：不超过21 cm；儿童：双唇12 cm+年龄/2。不可送入过深，以防进入一侧主支气管造成单侧通气。

（5）插入后检查两肺呼吸音是否对称。

（6）每次吸痰不应超过 15 秒。

（7）吸入的气体应湿化，以防分泌物黏稠。

（8）插管时间不宜过长，超过 72 小时病情无改善的，应切开气管。

（9）气囊内的气体量一般为 3～5 mL。

第三节　单人徒手心肺复苏

心肺脑复苏（CPCR）包括基本生命支持、高级心血管生命支持和长期生命支持三部分。我们平时说的心肺复苏（CPR）术，亦称基本生命支持（Basic life support，BLS），是对由于外伤、疾病、中毒、意外、淹溺、低温和电击等各种原因，导致的呼吸、心跳骤停，在事发现场对患者实施及时有效的初步救护，从而重建和促进心脏、呼吸功能有效恢复的一系列急救措施。其程序为 A、B、C，即 A（Assessment+Air-way）保持气道通畅、B（Breathing）人工呼吸、C（Circulation）胸部按压。2010 年指南修改后的程序为 C、A、B，即 C 胸部按压、A 保持气道通畅、B 人工呼吸。

一、目的

（1）通过实施基础生命支持技术，建立患者的呼吸、循环功能。

（2）保证重要脏器的血流供应，尽快促进呼吸、心跳功能的恢复。

二、操作流程

1.准备

（1）患者准备：评估患者病情、意识状态、呼吸、脉搏、有无义齿等情况。

（2）物品准备：血压计、听诊器、弯盘、纱布 2 块。

（3）环境准备：环境安静、整洁、安全、床单位周围宽敞。

（4）护士准备：衣帽整齐、洗手。

2.判断患者有无意识

轻拍患者肩部，并在患者耳边高声呼叫"喂!你怎么啦?"婴儿拍打足底，观察有无反应。

3.判断大动脉有无搏动及呼吸

1岁以上触摸颈动脉，方法是：右手示指与中指并拢用两指指腹先摸到喉结处，再向外滑至同侧气管与颈部肌肉所形成的沟中，此处为颈动脉搏动最明显处。1岁以下触摸肱动脉，方法是：中指、示指于婴儿上臂中点内侧触摸肱动脉，判断肱动脉有无搏动。同时将面颊放至患者鼻部附近，眼看向患者胸部，观察有无呼吸及胸部有无起伏。判断过程不超过10秒。如患者对呼叫无反应、无呼吸、无脉搏，应立即施救。

4.胸外按压

患者仰卧在坚实的平面，去枕、头后仰、解开颈部衣物及腰带。操作者根据患者身体位置的高低，站立或跪在患者身体的一侧。必要时，将脚下垫高，以保证按压时两臂伸直、下压力量垂直。一手掌根放至胸骨中、下 1/3 交界处。另一手以拇指根部为轴心叠于下掌的背面，两手交插互扣，指尖翘起，避免接触胸壁。两肩正对患者胸骨上方，两臂伸直，肘关节不得屈曲，肩、肘、腕关节成一垂直轴面；以髋关节为轴，利用上半身的体重及肩、臂部的力量垂直向下按压胸骨。一般要求成人按压深度至少为 5 cm，约为胸廓厚度的 1/3。儿童、婴儿至少下压胸部前后径的 1/3，儿童至少 3 cm，婴儿 2 cm。按压后迅速放松解除压力，使胸骨自然复位。按压频率至少 100 次/分钟。婴幼儿可采取以下按压术：①环抱法，又称后托法，双手拇指并排放置按压胸骨中 1/3（对于较小的婴儿双手拇指可重叠），其余四指置于患儿背部。②双指按压法，较小的婴儿可采用此法，中指和示指的指尖按压胸骨下 1/3。

5.打开气道

（1）将患者头偏向一侧，用纱布清除口腔、气道内的异物及分泌物，如义齿、食物、呕吐物等。

(2) 开放气道：①仰头举颌法。如患者无颈椎损伤，可首选此法。用一手小鱼际放在患者前额向下压迫；另一手示指、中指并拢，置于下颌骨下方，将颌部向上抬起。使下颌角、耳垂连线与地面垂直。且手指不要深压颌下软组织，以免阻塞气道。②双手抬颌法。如已发生或怀疑颈椎损伤，选用此法可避免加重颈椎损伤。双肘分别放在患者头部两侧，双手示指、中指、无名指放在患者双下颌角后方，向上或向后抬起下颌。使伤病员下颌角经耳垂连线与地面呈 90°。常常不能有效地开放气道，因而不建议基础救助者采用。③仰头抬颈法。用一手小鱼际放在患者前额向下压迫；同时另一手抬起患者颈部，使头部后仰，颈部上托。此法基本已经不采用。

6.人工呼吸

(1) 口对口人工呼吸：在患者口鼻部盖一层纱布。要用保持患者头后仰的姿势，用食指和拇指将患者的鼻孔捏紧（防止吹气时气体从鼻孔排出而不能由口腔进入肺内），深吸一口气，屏气，用口唇严密地包住昏迷者的口唇（不留空隙），将气体吹入患者的口腔到肺部，使胸廓扩张。持续吹气时间保持 1 秒以上。吹气后，口唇离开，并松开捏鼻的手指，使气体呼出，同时观察胸部复原情况。人工呼吸频率为 8~10 次/分钟。按压与通气比为 30∶2。

(2) 口对鼻人工呼吸：口对鼻人工呼吸与口对口人工呼吸类似，一般用于婴幼儿和口腔外伤者。患者头后仰将口封闭，用口唇严密地包住患者的鼻子吹气。

(3) 口对口鼻人工呼吸：适用于婴幼儿。用口唇包住患者口鼻吹气，频率为 20 次/分钟。

7.复苏成功的表现

(1) 大动脉搏动恢复。

(2) 自主呼吸恢复。

(3) 散大瞳孔逐渐恢复正常，瞳孔对光反射出现。

(4) 面色、嘴唇、指甲、皮肤再度红润。

(5) 收缩压大于 0.8 kPa（60 mmHg）。

三、并发症及预防

1.胃膨胀及误吸

（1）原因：过度通气即由通气量过大和通气流速过快引起。胃膨胀后还可导致胃反流引起误吸。

（2）预防：通气量不宜过大、过快。如有胃反流应及时将患者头部偏向一侧，清除口腔分泌物后再继续CPR。

2.按压所致并发症

（1）原因：如肋骨骨折、血气胸、肝损伤、肺损伤、脂肪栓塞等。多与按压不当有关，但正确按压也可引起。

（2）预防：掌握正确的按压方法及按压要领。在其发生后进行相应的处理。

四、注意事项

（1）伤员平躺地板或硬板，头不可高于心脏，以免影响头部血液供应。

（2）确保正确的按压部位，既能保证按压效果，又可避免和减少肋骨骨折的发生及心、肺、肝脏等重要脏器的损伤。

（3）手法正确，确保按压垂直作用于患者胸骨；两手指不能触及患者胸壁，可两手手指均向后翘或两手手指相互交叉。

（4）放松要完全，使胸部充分回弹扩张，否则会使回心血量减少。但手掌根部不要离开胸壁，以保证按压位置的准确。

（5）下压与放松的时间要相等，以使心脏能够充分排血和充分充盈。

（6）压力适当，过高易造成损伤，过轻起不到作用。

（7）按压应稳定地、有规律地进行。不要忽快忽慢、忽轻忽重，不要间断，以免影响心排血量。

（8）操作过程中途换人应在心脏按压、吹气间隙进行，不得使抢救中断超过5~7秒。

（9）最初做口对口吹气与胸外心脏按压4～5个循环后，检查一次生命体征；以后每隔4～5分钟检查一次生命体征，每次检查时间不得超过10秒。

（10）复苏成功后应继续进行高级生命支持和长期生命支持。

第四节　心脏电复律

心脏电复律是在短时间内向心脏通以高压强电流，使心肌瞬间同时除极，以消除异位快速性心律失常，使之转为窦性心律的方法。此法最早用于消除心室颤动，故亦称心脏电除颤。

一、适应证

（1）心室颤动和扑动是电复律的绝对指征。

（2）心房颤动和扑动伴血流动力学障碍者。

（3）药物及其他方法治疗无效或有严重血流动力学障碍的阵发性室上性心动过速、室性心动过速、预激综合征伴快速心律失常者。

二、禁忌证

（1）冠心病病史多年，心脏（尤其是左心房）明显增大及心房内有新鲜血栓形成或近3个月有栓塞史。

（2）伴高度或完全性房室传导阻滞的心房颤动或扑动。

（3）伴病态窦房结综合征的异位性快速心律失常。

（4）洋地黄中毒、低钾血症时，暂不宜电复律。

三、电复律术的分类

电复律术分为同步和非同步直流电除颤,主要依据心律失常时 R 波是否存在来确定:R 波存在选用同步,R 波消失选用非同步,如室颤、室扑。

1.直流电同步电复律

利用特殊的电子装置,自动检索 QRS 波群,以患者心电中 R 波来触发电流脉冲的发放,使放电发生在 R 波的下降支或 R 波开始后 30 毫秒以内,相当于心室绝对不应期中,从而避免落在易颤期,称为同步电复律。适用于除心室颤动以外的快速性心律失常。

2.直流电非同步电复律

无须用 R 波来启动,直接充电放电,用于室颤、室扑。因为此时整个心肌已无时相上的实质性区别,任何时相均能通以高能电脉冲,并且已无明确的 R 波可被利用来触发放电。

四、电复律的能量选择

(1)心室颤动及多型性室速为 200~360 J。

(2)心房颤动及室上性心动过速为 100~150 J。

(3)室性心动过速为 100~200 J。

(4)心房扑动为 50~100 J。

五、操作步骤

(一)同步电复律

1.准备

(1)患者准备:向患者解释操作的目的及配合方法,取得其配合。停用洋地黄类药 1~2 天,纠正低钾和酸中毒。口服奎尼丁 1~2 天,预防转复后复发。房颤有栓塞者抗凝治疗 3 周。术前禁食 4~6 小时。排空大小便。建立静脉通路。携用物至患者床旁,核对。协助其平卧于绝缘的硬板床上,除去金属及导电物质,松开衣领,取下义齿,开放静脉通路,给予氧气吸入。术前做全导心电图。清洁电击处的皮肤，连接好心电导联线，贴放电极片时注意避开除颤部位。遵医嘱用地西泮 0.3～0.5 mg/kg 缓慢静脉注射至患者眨眼反射开始消失的深度，麻醉过程中严密观察呼吸。

（2）医务人员准备：衣帽整齐，洗手、戴口罩。

（3）环境准备：环境清洁，室温不低于 20℃。注意用屏风遮挡患者。

（4）物品准备：除颤仪、生理盐水、导电糊、纱布垫、地西泮、心电监护、氧气装置、抢救设备和药品。

2.放电

连接电源，打开除颤器开关，选择一个 R 波高耸的导联进行示波观察。选择"同步"按钮。两电极板涂满导电糊或包用生理盐水浸湿的纱布，分别置于胸骨右缘第 2～3 肋间及心尖部，两电极板之间不应小于 10 cm，用力按紧。按充电按钮至所需功率，嘱任何人不能接触患者及病床，两手同时按放电按钮放电，当患者躯干和四肢抽动一下后，立即移去电极板。观察患者的心律是否转为窦性。根据情况决定是否须再次电复律。

3.复律后处理

若电复律成功，关电源、用纱布擦净患者皮肤及电极板，协助患者取舒适卧位，整理用物，洗手、记录。连接心电监护，持续 24 小时监测患者生命体征及病情变化。

（二）非同步电复律（电除颤）

1.准备

（1）患者准备：患者意识丧失，出现心跳骤停。迅速将患者去枕平卧于硬板床上，检查并除去金属及导电物质，松开衣扣，暴露胸部。

（2）物品准备：除颤仪、耦合剂、纱布、氧气装置、生理盐水、吸引器、气管插管、急救物品及药品。

2.放电

用纱布将电击部位皮肤擦干，保持皮肤干燥。打开除颤仪电源开关，选择按钮置于"非同步"（一般情况下默认为非同步）。电极板上涂耦合剂，涂抹均匀。安放电极板，将一电极板放于胸骨右缘第 2~3 肋间，另一电极板置于心尖部。按下"充电"按钮，充电至所需水平，一般首次为 200 J。注意抢救人员、金属等导电物质均不可接触患者及床沿。双手用力使电极板紧压皮肤，两拇指同时按电极手柄上的按钮，放电。放电后立即通过除颤仪上的示波屏观察心电活动，确定除颤是否成功，并决定是否需要再次进行电除颤。无效时可重复电击除颤，最大电能为 360 J。除颤成功后继续按心肺复苏术进行处理。

六、注意事项

（1）电复律治疗时，去除患者身上所有的金属物品，任何人不能接触患者及床沿，以免遭电击。

（2）电极板与皮肤接触良好，用力按紧。两电极板之间皮肤保持干燥。

（3）电除颤时，整个操作过程应迅速、敏捷、争分夺秒。保持呼吸道通畅，且尽量减少对心外按压、人工呼吸等维持生命体征活动进行的影响。

（4）如有植入性起搏器，应注意避开至少 10 cm。

（5）电复律完毕，将电极板上的耦合剂擦净，以免干涸后使电极板不平，影响下次除颤效果。电极板正确回位。

七、并发症的预防与护理

1.皮肤灼伤

由于电极板与皮肤接触不紧密所致，保持灼伤部位的皮肤清洁，避免皮肤摩擦。若有水疱，较小的不予处理，较大的应在无菌操作下抽出积液。

2.心律失常

可发生室颤或心动过缓。严密监测病情变化，及时发现可导致严重心律失常的预警心电图，并通知医生进行处理。

3.低血压

与电击后的心肌活动短时降低或心肌损伤有关，发现血压降低要报告医生，必要时经静脉滴注多巴胺。

4.急性肺水肿

复律后患者突发严重的呼吸困难，强迫坐位、烦躁、大汗、咳粉红色泡沫痰，应立即通知医生，给予高流量氧气吸入，遵医嘱予以强心利尿、扩张血管、镇静平喘等药物治疗，保持呼吸道通畅。

5.栓塞

可发生于电复律后即刻，或电复律后24～48小时，亦可发生在复律2周后。及时予以溶栓治疗，无严重后遗症发生。

第五章 眼科疾病一般护理常规及技术

第一节 眼科疾病一般护理常规

一、一般护理

1.入院护理

新患者入院后护士应热情接待，及时通知管床医生，协助医生完成眼科特殊检查和特殊治疗，如需急诊手术则按医嘱做好各项术前准备。

2.饮食护理

给予营养丰富、易消化的饮食，保持排尿、排便通畅。

3.病情观察

（1）全身情况：密切观察患者的全身情况，如有咳嗽、发热、女患者月经来潮、颜面部有急性炎症，应告知医生停止手术，进行相应的治疗和处理。

（2）眼部情况：观察眼部情况，遵医嘱执行眼局部用药。

4.训练指导

训练患者卧床进食、饮水、排尿、排便等；同时训练眼球向各个方向转动，以便更好地配合手术；指导控制术后咳嗽、打喷嚏的方法（用舌尖顶住上腭），以防止术后眼内出血、伤口裂开、眼内容物脱出。

5.基础护理

做好个人卫生，注意保暖，小儿患者需全麻手术，应注意防止受凉。

6.心理护理

做好心理护理及疾病的健康教育，增加患者信心，解除恐惧心理，使患者配合手术和治疗。

7.消毒隔离

传染性眼病应给予单人房间隔离和治疗，严格执行消毒隔离措施。

8.健康指导

做好出院指导，嘱患者定期复诊，按医嘱坚持用药。

二、眼科手术前患者的护理

1.心理护理

根据拟行的手术方式及病情向患者或家属讲明术前和术后应注意的问题，做好患者的心理护理，使患者消除恐惧，密切配合。

2.了解患者的全身情况

糖尿病、高血压患者应采取必要的治疗及护理措施；如有咳嗽、发热、月经来潮、颜面部疖肿及全身感染等情况应及时通知医生，以便进行相应的治疗和考虑延期手术。

3.清洁结膜囊

术前3日开始点抗生素眼药水，每2小时1次，以清洁结膜囊。角膜、巩膜、虹膜、晶状体、玻璃体和视网膜等内眼手术需在术前日晚（急症手术例外）剪去术眼睫毛，并用生理盐水冲洗结膜囊。

4.术前指导

训练患者能按要求向各方向转动眼球，以利于术中或术后观察和治疗。指导患者如何抑制咳嗽和打喷嚏，即用手指压人中穴或用舌尖顶住上腭，以免术中及术后因突然振动，引起前房积血或切口裂开。

5.饮食护理

给予富含纤维素、易消化的饮食，保持大便通畅，防止术后并发症。术前一餐不要过饱，以免术中呕吐。全麻患者应术前6小时禁食禁水。

6.生活护理

协助患者做好个人清洁卫生，如洗头、洗澡，换好干净内衣、内裤，长发要梳成辫子。

7.术日晨护理

（1）术晨测量生命体征，并在交班时报告。

（2）去手术室前嘱患者排空大、小便。

（3）遵医嘱给予术前用药。

8.用物准备

到手术室后，护士整理床铺，准备好术后护理用品，等待患者回病房。

三、眼科手术后患者的护理

1.休息与卧位

叮嘱患者安静卧床休息，头部放松，全麻患者未醒期间去枕平卧，头偏向一侧，防止呕吐物误吸入气管引起窒息。

2.防止碰撞

术眼加盖保护眼罩，叮嘱患者在术后2周内不要做摇头、挤眼等动作。

3.用药护理

遵医嘱应用抗生素，术后数小时内患者如有疼痛、呕吐等，可按医嘱给予镇痛、止吐药。

4.避免感染

术后换药时所用的抗生素眼药水、散瞳剂等应为新开封的，敷料每日更换，注意观察敷料有无松脱、移位及渗血，绷带的松紧情况；眼部包扎期间，叮嘱患者勿随意解开眼带，以免感染。

5.饮食护理

继续给予易消化饮食，多食蔬菜和水果，保持大便通畅，有便秘者常规给缓泻剂。

6.健康指导

门诊手术和住院患者出院前叮嘱其按医嘱服药、换药和复查。

第二节 眼科常用护理技术

一、滴眼药法

滴眼药是指将药液滴入眼部以治疗眼病的方法。

（一）适应证

滴眼药用于预防、治疗眼部疾病、散瞳、缩瞳及表面麻醉等。

（二）禁忌证

本方法无绝对禁忌证，但应用时需根据具体病症，选用适当的药液，否则达不到效果或产生其他严重不良后果。

（三）操作前护理

1.患者准备

向患者及家属说明操作的目的、过程及有关配合注意事项，以消除其紧张情绪，取得合作。

2.用物准备

治疗盘内放置滴眼液、消毒棉签。

（四）操作过程

1.核对和解释

操作前洗手，并核对患者的姓名、眼别，药物的名称、浓度，水制剂应观察有无变色和沉淀。

2.体位

患者取坐位或仰卧位，头稍向后仰并向患侧倾斜。

3.操作要点

用棉签擦去患眼分泌物，用左手示指或棉签拉开患者下睑，右手持滴管或眼药水瓶将药液点入下穹隆的结膜囊内。用手指将上睑轻轻提起，使药液在结膜囊内弥散。用棉签擦去流出的药液，叮嘱患者闭眼 1～2 分钟。

4.注意事项

（1）滴药时，滴管口或瓶口距离眼部 2～3 cm，勿触及睑缘、睫毛和手指，以免污染。

（2）滴药时勿压迫眼球，尤其是有角膜溃疡和角膜有伤口的患者。

（3）滴入阿托品类药品时，应压迫泪囊部 2～3 分钟，以免鼻腔黏膜吸收引起中毒。

（4）特别注意散瞳剂与扩瞳剂、腐蚀性药物，切忌滴错，以免造成严重后果。

（5）同时滴数种药液时，先滴刺激性弱的药物，再滴刺激性强的药物。

（6）眼药水与眼膏同时用时先滴眼药水后涂眼膏，每次每种药需间隔 1～2 分钟。

（五）操作后护理

1.体位

协助患者取舒适卧位或被动卧位，严密观察患者用药后的反应。

2.健康指导

（1）嘱患者勿用手揉患眼，以防感染，并注意用眼卫生。

（2）讲解疾病相关知识，使其积极配合治疗，树立战胜疾病的信心。

二、涂眼膏法

涂眼膏是指将眼膏涂于眼部以治疗眼病的方法。

（一）适应证

涂眼膏用于治疗眼睑闭合不全、绷带加压包扎前需保护角膜者以及需做睑球分离的患者。

（二）禁忌证

本方法无绝对禁忌证，但应用时需根据具体病症，选用适当的眼膏，否则达不到效果或产生其他严重不良后果。

（三）操作前护理

1.患者准备

向患者及家属说明操作的目的、过程及有关注意事项，以消除紧张情绪，取得配合。

2.用物准备

眼膏、消毒圆头玻璃棒、消毒棉签。

（四）操作过程

1.核对

涂眼膏前洗手，并核对患者的姓名、眼别、药物的名称和浓度。

2.体位

患者取坐位或仰卧位，头稍向后仰。

3.操作要点

用左手示指或棉签拉开患者下睑，叮嘱患者向上方注视，右手将眼膏先挤去一小段，将眼膏挤入下穹隆，或用玻璃棒蘸眼膏少许，将玻璃棒连同眼膏平放于穹隆部，嘱患者闭眼，同时转动玻璃棒，依水平方向抽出，按摩眼睑使眼膏均匀分布于结膜囊内，不要将睫毛连同玻璃棒一同卷入结膜囊内。必要时给患者加戴眼带。

4.注意事项

涂眼药膏前应检查玻璃棒有无破损，如有破损应弃去；玻璃棒用后及时消毒以备用；涂管装眼膏时，管口勿触及睫毛及睑缘；眼膏比眼药水在结膜囊内停留时间长、作用时间久，可减少用药次数，但眼膏影响视力，应在睡前或手术后使用。

（五）操作后护理

1.体位

协助患者取舒适卧位或被动卧位，严密观察患者用药后的反应。

2.健康指导

（1）叮嘱患者勿用手揉患眼，以防感染，并注意用眼卫生。

（2）讲解疾病相关知识，使其积极配合治疗，树立战胜疾病的信心。

三、结膜下注射法

结膜下注射是指将抗生素、皮质类固醇、散瞳剂等药物注射到结膜下的给药方式，其可以提高药物在眼局部的浓度，延长药物的作用时间，同时刺激局部血管扩张，渗透性增加，有利于新陈代谢和炎症吸收。

（一）适应证

本法常用于治疗眼前部疾病。

（二）禁忌证

本方法无绝对禁忌证，但应用时需根据具体病症及药物确定，否则达不到效果或产生其他严重不良后果。

（三）操作前护理

1.患者准备

向患者及家属说明操作的目的、过程及有关注意事项，以消除紧张情绪，取得配合。

2.用物准备

注射器、针头、注射的药物、0.5%～1%丁卡因溶液、消毒棉签、纱布眼垫、胶布、抗生素眼膏。

（四）操作过程

1.核对

注射前洗手，并核对患者的姓名、眼别、药物的名称及剂量。

2.体位

患者取坐位或仰卧位。

3.麻醉

用0.5%～1%丁卡因表面麻醉2次，间隔3～5分钟。

4.操作要点

左手分开眼睑，不合作者可用开睑器开睑。右手持注射器，颞下方注射时叮嘱患者向上方注视，颞上方注射叮嘱患者向下方注视。针头与角膜切线方向平行，避开血管刺入结膜下。缓慢注入药液，注射后涂抗生素眼膏，戴眼罩。

5.注意事项

注射时针头勿指向角膜；多次注射应更换注射部位；为角膜溃疡患者注射时勿加压于眼球；如注射散瞳类药物应注意观察患者的全身状况，并在注射后20分钟观察瞳孔是否散大。

（五）操作后护理

1.体位

协助患者取舒适卧位或被动卧位，严密观察患者用药后的反应。

2.健康指导

（1）叮嘱患者勿用手揉患眼，以防感染，并注意用眼卫生。

（2）讲解疾病相关知识，使其积极配合治疗，树立战胜疾病的信心。

四、球后注射法

球后注射是指通过眼睑皮肤或下穹隆，经眼球下方进入眼眶的给药方式。

（一）适应证

本方法用于眼底部给药及内眼手术前麻醉。

（二）禁忌证

本法无绝对禁忌证，但应用时需根据具体疾病及药物确定，否则达不到效果或产生其他严重不良后果。

（三）操作前护理

1.患者准备

向患者及家属说明操作的目的、过程及有关注意事项，以消除紧张情绪，取得配合。

2.用物准备

注射器、球后针头、注射药物、2%碘酒、75%酒精、消毒棉签、纱布眼垫、胶布和绷带。

（四）操作过程

1.核对

注射前洗手，并核对患者的姓名、眼别、药物的名称及剂量。

2.体位

患者取坐位或仰卧位,常规消毒眼睑周围皮肤。

3.操作要点

叮嘱患者向鼻上方注视,在眶下缘中、外 1/3 交界处将注射器针头垂直刺入皮肤 1~2 cm,沿眶壁走行,向内上方倾斜 30°针头在外直肌与视神经之间向眶尖方向推进,进针 3~3.5 cm,抽吸无回血,缓慢注入药液。拔针后,叮嘱患者闭眼并压迫针眼 1 分钟。轻轻按摩眼球,涂抗生素眼膏,包扎。

4.注意事项

进针时如有阻力或碰及骨壁不可强行进针;注射后如出现眼球突出、运动受限为球后出血,应加压包扎;眼前部有化脓性感染的患者禁忌球后注射。

（五）操作后护理

1.体位

协助患者取舒适卧位或被动卧位,严密观察患者用药后的反应。

2.健康指导

（1）患者如出现暂时的复视现象,是药物麻痹眼外肌或运动神经所致,一般 2 小时后症状即可缓解。

（2）叮嘱患者勿用手揉患眼,以防感染,并注意用眼卫生。

（3）讲解疾病相关知识,使其积极配合治疗,树立战胜疾病的信心。

五、泪道冲洗法

用于泪道疾病的诊断、治疗及内眼手术前清洁泪道。

（一）适应证

1.鼻泪管狭窄、泪总管阻塞、鼻泪管阻塞、慢性泪囊炎等疾病。

2.新生儿泪囊炎。

（二）禁忌证

急性炎症和泪囊有大量分泌物时不宜进行泪道冲洗。

（三）操作前护理

1.患者准备

向患者及家属说明本操作的目的、过程及有关注意事项，以消除紧张情绪，取得配合。

2.用物准备

注射器、泪道冲洗针头、泪点扩张器、丁卡因、消毒棉签和冲洗用液体，必要时准备泪道探针。

（四）操作过程

1.核对

操作前洗手，并核对患者的姓名和眼别。

2.体位

患者取坐位或仰卧位。

3.麻醉

压迫泪囊将其中的分泌物挤出，然后将丁卡因棉签置于上下泪点之间，闭眼3分钟。

4.冲洗

（1）用泪点扩张器扩张泪小点，左手轻轻牵拉下睑，叮嘱患者向上方注视，右手持注射器将针头垂直插入泪小点1～1.5 mm，再水平方向向鼻侧插入泪囊至骨壁。

（2）坐位，叮嘱患者低头；仰卧位，叮嘱患者头偏向患侧，将针稍向后退，注入药液。

（3）冲洗时如发现下睑肿胀，说明发生假道，必须停止注水。

5.结果判定

（1）通畅者，注入液体自鼻孔流出或患者自诉有水流入口中。

（2）如注入液体通而不畅，有液体从鼻腔滴出，提示有鼻泪管狭窄。

（3）如进针时阻力大，冲洗液体由原泪点或上泪点溢出，说明泪总管阻塞；如针头可触及骨壁，但冲洗液体逆流，鼻腔内无水，提示鼻泪管阻塞；冲洗后，泪小点有脓性分泌物溢出，为慢性泪囊炎。

6.注意事项

如进针遇阻力，不可强行推进；若下泪点闭锁，可由上泪点冲洗；勿反复冲洗，避免黏膜损伤或粘连引起泪小管阻塞。

（五）操作后护理

记录：点抗生素眼药水并记录冲洗情况，包括从何处进针、有无阻力、冲洗液的流通情况及是否有分泌物等。

第六章 常用康复护理技术

第一节 康复护理专业技术

一、放松训练

放松训练的目的是消除精神紧张，减轻焦虑症状，促使肌肉放松，使身心处于轻松、积极的状态，以利于病情恢复。放松方法包括生物反馈治疗法、听录音带放松法、意念放松法、按摩推拿、理疗、散步、慢跑、医疗体操、太极拳等。常用的放松方法有以下几种：

1.生物反馈治疗法

是应用现代电子仪器，对与人体内部生理活动相联系的外部信号加以控制，以调节人体某些生理心理功能（如肌紧张、皮肤温度、心率、出汗和脑电活动等），用以治疗疾病的一种方法。一般采用生物反馈仪进行治疗，此仪器具有很高的灵敏度，能通过传感器把所接收到的骨骼肌或内脏器官活动的电信息加以处理和放大，及时、准确地用人们所熟悉的视觉信号或听觉信号加以显示。根据仪器显示的精确信息，人们经训练后能在一定范围内对骨骼肌运动和内脏器官活动加以随意性控制，以改变不良的心理生理反应模式，恢复机体内环境的稳态。

生物反馈技术作为一种新的心理-生理治疗模式，可治疗诸如神经系统功能性和某些器质性病变所引起的局部肌肉痉挛、焦虑症、恐怖症、偏头痛、紧张性头痛、痉挛性瘫痪、消化功能紊乱、高血压、心律失常、雷诺病、周围神经麻痹和脑卒中后遗症等。

使用松弛性肌电生物反馈治疗仪时，在肌肉张力高的皮肤表面安放记录电极，记下起始肌肉电位，并转化为视听信号，然后让患者设法放松，以降低电极读数，以此松弛肌肉。

2.意念放松法

意念放松法又称想象放松法。如静卧后产生自我意念想象，脑海里出现了一幅幅图画；

平湖如镜，清澈安宁，一只美丽的天鹅浮在湖面，天上洁白的雪花轻轻飘落着；美丽的、金光灿烂的日光下，一个农民在田里犁地，一匹马拉着车子，一头母牛安详地站着，一只孔雀在开屏；海洋上浪花激扬，孩子们在沙滩上嬉戏；清澈的蓝天，头上团团白云飘过。我在这诗情画意中心旷神怡，感到格外的轻松、舒适和愉快，我被陶醉了，我心静极了。

二、呼吸训练

通过深而慢的呼吸锻炼，促进膈肌、肋间肌等呼吸肌的有效舒张收缩，提高胸廓的活动能力，改善通气和换气的功能，减小无效腔，增大肺活量，进而提高肺功能，也有利于术后清痰。通过一段时间深长匀细的呼吸动作，还可抑制交感神经的过度兴奋，促使精神放松。所以本法较适合于患有慢性支气管炎、慢性阻塞性肺气肿、支气管哮喘等患者以及长期卧床或术后患者，也适用于精神紧张、焦虑者。

（一）常用呼吸训练方法

1.腹式呼吸

有人把腹式呼吸称为"气沉丹田"（丹田在脐下1.5~3寸处）。是随着吸气与呼气的运动，有意识地形成腹部一张一缩的呼吸方法。此法能使横膈上下活动幅度及腹壁前后活动幅度增大。又可分为正呼吸法和反呼吸法。

（1）正呼吸法。又称顺呼吸法，吸气时舌抵上腭，经鼻吸气，用意将气缓缓经胸引至腹部，腹部逐渐隆起，吸满后稍作停顿，然后把气缓缓从口中呼出，腹部逐渐收缩。

（2）反呼吸法。又称逆呼吸法，吸气时舌抵上腭，将鼻吸入之气用意缓缓经胸引至腹部，腹部逐渐收缩，吸完后稍作停顿，然后把气缓缓从口中呼出，腹部逐渐隆起。

2.数息呼吸法

一呼一吸称为"一息"。数息呼吸法就是用默数鼻端吸入、呼出次数对呼吸进行锻炼的方法。可以数呼，也可以数吸；数呼是练呼，数吸是练吸，从1数到10或100，周而复始。本法若结合腹式呼吸效果更好。

3.缩唇呼吸

缩唇呼吸又称吹哨式呼吸。用鼻吸气口呼气，呼气时口唇缩成吹哨状，使气体缓慢地通过狭窄的口形徐徐呼出。可使支气管内压增高，防止由于呼气阻力减小使呼吸功能减退。可练习吹笛或吹蜡烛。

4.六字诀呼吸法

六字诀呼吸法是用鼻吸气，口呼时结合默念"嘘、呵、呼、嘶、吹、唏"字音，结合腹部收缩扩张运动，锻炼以呼为主的一种方法。

5.运动练呼吸

指导患者进行慢跑、爬梯、登山、打太极拳等运动，动作宜缓，同时配合深呼吸练习。

6.呼吸训练器

训练指导患者正确利用呼吸训练器，逐步提高肺活量指数。

7.呼吸操

（1）扩胸呼吸运动。两手平举做扩胸运动，同时用力缓慢吸气，呼气时两手臂在胸前交叉，使胸部尽量缩小。

（2）弯腰呼吸运动。双脚分开与肩同宽，双手自然下垂。吸气时两手手指交叉，由胸前缓慢上提，举过头顶，手掌心向上；然后开始呼气，两手指分开，弯腰，两手由胸前缓慢放下，尽量触脚尖，屈膝下蹲，双手抱小腿；呼气完毕，伸膝直腰，再重复运动，每日可做36～50次。

（二）特殊患者的呼吸训练

1.脑瘫患儿呼吸训练

指导患儿吹羽毛、吹气球、吹风车、吹小喇叭、吹哨子、吹口琴，可交替使用，一方面提高了患儿的兴趣，另一方面也锻炼了呼吸功能。

2.长期卧床或心胸等术后患者呼吸训练

患者取仰卧位，膝下垫枕，使腹肌松弛，两手可放于胸或腹部，必要时适当加压。采用深而慢的腹式呼吸。

(三）呼吸训练注意事项

1.呼吸时一定要通过鼻腔吸气和口腔呼气。通过鼻腔吸气可使吸入的气体得以加温、湿润和鼻毛过滤，减少刺激，避免引起支气管痉挛；用口呼气可改变呼吸阻力。

2.要做深缓呼吸，因为深缓呼吸能减少无效肺气量，增加平静呼吸时的有效肺气量，提高呼吸效率。

3.要求患者精神放松，情绪乐观，内心平静，心平才能气和。指导慢性病患者避免急躁心情，训练时要有耐心，持之以恒。

4.呼吸训练姿势可选择坐位、立位、卧位。严格掌握循序渐进的原则，动作逐渐增加，次数由少到多，时间由短到长，以锻炼后不疲劳、不憋闷、身体舒适、呼吸自然为宜。

三、吞咽训练

对由于各种原因而导致吞咽困难的患者，须进行吞咽动作训练，能完成正常的吞咽动作是进食的前提条件。像脊髓灰质炎、脑性瘫痪、重症肌无力、脑卒中、头部外伤、脑部手术后、帕金森病、口腔癌、鼻咽癌、食管癌、食管硬化症等疾病都有可能造成吞咽困难。应在医护人员及康复师的评估下，了解患者在吞咽过程中哪个环节发生了问题，然后依照患者的需要给予适当的训练，同时往往需要家属配合协助。依不同的阶段与不同的症状给予不同的吞咽训练，分述如下。

1.口腔准备期

（1）症状：食物常含于口中无法咀嚼，患者嘴巴无法紧闭，容易流口水，舌头动作不灵活，食物常粘在硬腭上面。

（2）护理方法：①针对口腔肌肉力量不足，训练肌肉力量。训练方法包括嘴唇、脸部、舌头等运动，如做口唇突起、圆形、牵拉、张口、闭口等口形练习；双腮鼓起、瘪下，脸部左右歪斜运动；舌头前伸、后缩、上卷、左右运动；②制备软质、不需咀嚼、易形成食团之物。

2.口腔期

（1）症状：舌头麻痹、动作不协调，只会将食物向前推送，以至于食物团常留在两边的牙齿附近，或粘在软硬腭上，甚至会有食物从鼻孔流出的现象。

（2）护理方法：①继续做口腔肌肉运动，增加口腔协调动作，配合做下颌运动；②将食物尽量放置于舌头后方，以减少口腔期所需时间。

3.咽部期

（1）症状：食物咽下困难，吞咽反射减弱或消失。

（2）护理方法：①温度刺激法：对于吞咽反射较慢或没有吞咽反射者，用冰棉棒轻轻地接触患者的口腔两侧咽门处，左右各轻触5秒后，请患者吞口水，以上动作重复做5遍。在患者进食前半小时进行，每日做4次。②声门收缩运动：双手伸直，闭气推墙或提起重物，再从喉头发出"哈克"的声音，每次做5遍，每日做4次。③安全吞咽法：深呼吸一次后屏气吃一口食物，头部稍前倾，连吞两次后，用力咳嗽清喉咙，再正常呼吸。④孟德尔松吞咽法（Mendalson swallowing）：对于喉部可以上抬的患者，让其空吞咽并保持上抬位置。吞咽时让患者以舌部顶住硬腭，屏住呼吸，保持数秒钟。同时让患者将食指放于甲状软骨上方，中指置于环状软骨上，感受喉部上抬。一般由专业语言治疗师进行训练。

（3）食管期。即食物由食管蠕动到胃的过程。若有食管问题，需做进一步仔细检查。不同吞咽时期的功能缺损以及不同病因，有不同的姿势摆放法，应视不同情况而定。

四、排泄训练

（一）膀胱护理

神经源性的膀胱尿道功能障碍主要表现为尿潴留和尿失禁，多见于脊髓损伤患者。如果进行有效的训练与护理，可以部分或全部恢复排尿功能，并且可预防泌尿系感染。

1.间歇导尿

适用于圆锥马尾神经以上损伤的尿潴留。操作时用12号或14号导尿管，严格进行无菌操作，每4～6小时导尿1次。同时限制液体摄入量，早、中、晚餐各给予400 mL，10

时、16 时、20 时各给予 200 mL，从 20 时至次日 6 时不再饮水，日总摄入量不超过 2000 mL。注意在每次排尿时应进行排尿意识训练，做正常排尿动作，以利于排尿反射的形成。

2.膀胱训练

（1）排尿习惯训练：适用于急迫性尿失禁患者。开始每 1~2 小时使用便盆 1 次，以后白天每 3 小时排尿 1 次，夜间 2 次，以养成定时排尿的习惯。使用便器时，用手挤压膀胱，协助排尿。

（2）穴位按压诱导：适用于尿失禁患者。以拇指按压双侧天枢穴（脐旁 1.5 寸）5 分钟，中极穴（脐下 4 寸）5 分钟，按压由轻到重，加揉法。每日按压诱导 1 次，连续 3~5 次。

（3）盆底肌肉训练：适用于尿失禁患者。慢慢收缩盆底肌肉，维持 10 秒，再缓缓放松，连续 10~20 遍，每日进行 3 次。

（4）Crede 挤压法：适用于尿潴留患者。护理人员用一手掌触摸胀大的膀胱由底向体部环形按摩 3~5 分钟，然后双手重叠放在膀胱上慢慢向耻骨后下方挤压膀胱，手法由轻到重，使尿挤出，忌用暴力。脊神经损伤平面在腰以下者，可指导患者自己操作，取半坐位，深吸气后屏住呼吸，尽量缩紧腹部，双手重叠放于耻骨上方，四指用力压迫，逼尿而出；若不成功，可刺激大腿内侧、会阴部、龟头。

（5）扳机点排尿法：适用于反射性尿失禁患者。在腰骶神经节段区寻找扳机点，持续有节律地进行轻敲耻骨上区、反复挤捏阴茎、牵拉阴毛、指诊肛门刺激等，诱导反射排尿。

（6）针灸按摩法：针刺中极、曲骨、三阴交、膀胱俞、水道等穴位，针柄上也可加电疗仪电极，以加强刺激效果；或艾灸关元、中极、曲骨穴。指导患者经常按摩以上穴位。

（二）肠道护理

训练患者建立有规则的排便功能，保持大便通畅，养成定时排便的习惯。

1.养成定时排便的习惯。不管有无便意，晨起或早餐后定时上厕所蹲坑 5~10 分钟。对术后卧床的患者，可用便盆接于臀部下方，叮嘱其进行缩肛松肛练习。

2.合理安排膳食结构。对有习惯性便秘的患者，应多食用粗纤维食物（如芹菜、萝卜、茭白等）、新鲜水果（如香蕉、梨、西瓜等）、含油脂丰富的食物（如花生、芝麻、核桃仁等）。

3.指导患者进行适当运动。如散步、打太极拳、慢跑等，有助于促进胃肠蠕动，加快食物排空速度。对卧床患者，应指导床上翻身运动。

4.腹肌和盆底肌肉锻炼。可做仰卧起坐20次以上，直腿抬高并在空中停留20次，以此增加腹压。提肛练习10～20次，逐渐增加练习次数，调节肛门括约肌的功能。

5.腹部按摩。做顺时针按摩腹部36次。

6.必要时服缓泻剂或灌肠。如番泻叶泡茶饮用，或以开塞露通便，或用肥皂水灌肠，或戴一次性手套用手挖出大便，最终达到大便自解的目的。

7.对大便失禁者应及时擦洗干净，给予心理安慰与支持。

五、体位排痰训练

通过调整患者体位，结合辅助排痰方法，促进机体排出痰液，保持呼吸道通畅，改善通气功能，预防肺部并发症，促使肺部病变及早康复。

（一）体位引流护理

定时指导或帮助患者翻身，每半小时或1小时翻身一次，经常体位转换，有利于排痰。另外，根据肺内感染的位置确定相应的引流姿势，摆放10～20分钟，就可使淤积于肺内的痰液随重力的影响沿各级支气管经咳嗽而排出体外。每日引流1～2次（清晨、入睡前），引流完毕后给漱口，记录引流出的痰量及性质。引流应在饭前进行，鼓励患者咳嗽，应协助拍背。

1.如双侧肺上叶病变，患者宜取半坐位，床头抬高45°左右，头后叠两个枕头。

2.如右侧肺中叶病变，患者身体的左侧呈45°抬高，头下方摆放一枕头支撑，床尾由地面抬起约35 cm。

3.如左侧肺下叶病变，患者取右侧卧位，头下、骨盆处各放一枕头，床尾抬高45～50 cm。

（二）协助排痰护理

1.叩拍法

患者取坐位或侧卧位，护理人员五指并拢，掌心空虚，轻叩患者胸部、背部，由下至上顺序叩击，使肺内分泌物分离性、流动性增大，以利排痰。每次叩拍15分钟，每日2~3次。

2.震颤法

患者取仰卧位，护理人员双手放于患者外侧胸廓，当患者吸气时，护士不施加压力；当其呼气时，双手给予适当频率、均匀、柔和的颤动，并由下往上移动，直至呼气停止。通过小幅度反复振动使小气道内的分泌物松动脱落，慢慢集中于大气管内，最后逐渐将痰液运出。

3.雾化法

如痰液黏稠，通过超声雾化器吸入含抗生素的雾化液（蒸馏水500 mL，糜蛋白酶4000 U，地塞米松5 mg，庆大霉素8万U），以达到稀释痰液的目的。每1~2小时一次，每次15~20分钟。同时鼓励患者咳嗽，协助患者翻身、拍背。

（三）吸痰引流排痰法

当患者不能自行有效排痰时，需采用吸痰器帮助患者排痰。

（四）有效咳嗽练习

指导患者掌握有效咳嗽咳痰方法，可防止心、胸、肺术后呼吸道阻塞和肺内感染、肺不张等。不主张患者用力猛烈咳嗽咳痰，以免因动作剧烈造成疼痛、肺泡破裂、伤口吻合处撕裂。患者深吸气后，隆起腹部，双手相叠向下用力按在腹部，然后用力呼出或咳嗽咳痰；多次练习，有利于将痰液咳出。开胸术后患者可将双手抱胸或抱枕头按于胸前，再用腹部力量将痰咳出。

（五）渐进式排痰法

嘱患者反复深吸气两次后，用腹部带动胸腔，进行两次或两次以上的由下至上、由轻至重的咳嗽咳痰动作，同时由护士协助按压胸骨前缘和后背或叩拍背部，将痰逐渐排出。

六、关节活动能力训练

由于脑血管意外、脊髓损伤、脑性瘫痪、骨折及长期卧床等，患者常出现关节活动范围限制，活动度明显减小，严重影响人体正常功能的发挥。所以要进行关节活动能力训练，促进局部血液循环，松解粘连组织，预防关节周围软组织挛缩及关节僵硬，改善和维持关节活动范围，为日后重返家庭、社会打下基础。关节活动能力训练方法有下列三种。

（一）主动运动

主动运动是指完全由患者独立完成关节活动。康复护士根据患者关节活动受限的方向和程度，指导患者进行关节活动的方式、范围及活动量，如肩关节的屈伸、外展、内收、外旋、内旋等动作，腰肌劳损的背桥式运动，颈椎病患者可做米字操运动。

（二）助力运动

助力运动是指患者进行关节运动须部分借助外界力量，否则难以完成或完成的幅度不够。

1.人力协助

在护士或家属的帮助下完成关节的屈伸、旋转运动。

2.器械练习

如借助膝关节训练器、肩关节练习器、握力圈、体操棒等进行关节活动练习。可个人单独练习，也可集体练习，后者效果佳。

3.悬吊练习

利用挂钩、绳索和吊带组合将患肢悬吊起来，使其在去除肢体重力的前提下主动活动。

4.滑轮练习

利用滑轮和绳索进行患肢关节活动，必要时借助健肢的力量。

（三）被动运动

被动运动是指患者无法支配自己的关节运动，需完全在治疗师、护士或某些器械的帮助下完成关节运动。包括关节可动范围运动、关节松动技术、持续性被动活动等。

1.关节可动范围运动

治疗师训练患者关节向各个方向运动,维持关节现有的活动范围。

2.关节松动技术

关节松动技术又称澳式手法或 Maitland 手法。是治疗师利用关节的生理运动和附属运动,在患者关节活动范围内采取的被动治疗手法,以达到维持和改善关节活动范围、缓解疼痛的目的。常用的手法有分离、牵引、滑动、摆动、滚动、挤压、旋转等。

3.按摩松解术

采用中国传统的推拿按摩手法,如推法、揉法、接法、拿法、按法、摇法、搓法、拔伸法等,以达到松解关节粘连、解除肌肉痉挛的目的。

4.持续性被动运动训练(continuous passive motion,CPM)

持续性被动运动训练是利用机械或电动活动装置,使手术关节在术后能进行早期、持续性、无疼痛范围内的被动活动。CPM 可以缓解疼痛,改善关节活动范围,防止关节粘连和僵硬。

七、体位与体位变换

体位在医学上指根据治疗、护理及康复的需要所采取并能保持的身体姿势和位置。常见体位有仰卧位、侧卧位、俯卧位、半坐卧位、胸膝卧位、头低足高位、坐位、站位及某些特殊体位。良好的体位(良肢位)可抑制异常运动模式的出现和加重,有预防和对抗痉挛作用。如偏瘫早期常采用抗痉挛体位:肩外旋、外展,肘伸直,前臂旋后或中立,手指伸直,拇指外展;髋关节内旋、前伸、略屈,膝关节微屈,足背屈或中立位;患侧躯干伸直。对颈髓损伤患者应使上肢保持内收伸直位,以防止上臂外展、前臂屈曲的异常体位;下肢髋关节保持伸直位,外侧放置枕头或沙袋,以防髋外展、外旋;膝关节下可垫一枕头,使膝微屈;踝关节处于 90°中立位,可在足下与床架间加用软垫,防止足下垂。因此保持肢体关节功能位有助于促进肢体功能康复。

体位变换指通过一定的方式改变身体的姿势或位置。有促进全身血液循环，预防压疮、坠积性肺炎、泌尿系感染、关节僵硬、肌肉萎缩、肢体痉挛等作用。所以体位变换在康复护理、康复训练中有很重要的意义。体位变换方式有以下几种：

1.主动变换指按照自己的意志和生活、活动需要，或根据治疗、护理、康复的需要，以自我的能力主动变换体位并保持身体的姿势和位置。如仰卧转侧卧或俯卧，躺卧转坐起，左右翻身，由坐位转站位等。长期依靠轮椅生活的患者，为了减轻臀部的压力，应指导练习双手支撑床面、椅子扶手等将臀部抬起；如双手无力，可先向一侧倾斜上身，让对侧臀部离开椅面，再向另一侧倾斜。

2.被动变换指通过外力协助或者完全由外力搬动来完成体位的变化，并利用支撑物保持身体的姿势和位置。康复护理人员掌握正确的被动变化技术，指导患者保持良肢位尤其重要。对卧位患者至少每2小时帮助翻身一次，在骨突部位及易受压部位垫好软枕或棉圈，以免压力过于集中；也可用软枕、泡沫塑料、棉垫等物品架空骨突部位，减轻骨突部位的压迫；并结合局部皮肤的清洁消毒及按摩受压的皮肤肌肉，可以有效预防压疮。对脊髓损伤、脑卒中及部分截瘫患者，帮助其进行健侧卧位、患侧卧位、仰卧位的交替，指导患者床上翻身运动、床上坐起等动作。

八、日常生活活动训练指导

日常生活活动（ADL）是人们为了维持生存及适应社会环境而每日必须做的最基本活动。通过医护人员对病、伤、残者的 ADL 训练，帮助他们改善、恢复日常生活自理能力，提高生活质量。

训练指导的内容有：起床、穿衣、转移、进食、个人卫生、如厕、家务劳动等。

（一）床上移动训练

1.床上翻身

指导或帮助脊髓损伤、脑血管意外患者正确翻身。一般卧床患者均应定时翻身，白天每 2 小时一次，夜间每 3 小时一次，仰卧、侧卧交替进行。

2.床上左右移动

如偏瘫患者可将健足伸到患足的下方,用健足勾住患足向右移动,用健足和肩部同时用力抬起臀部,将下半身移向右侧,再将头部慢慢移向右侧。左移同理。

3.床上坐起

对长期卧床患者在病情允许时,先扶起靠坐,然后使之端坐,由被动坐起逐步过渡到主动坐起,需要反复练习。

4.维持坐位平衡

床上坐稳后从侧方或前后方推动患者,使之保持坐位躯干平衡,再训练前屈、侧屈、旋转时的躯干平衡;以后再外移两腿,使两脚移至床沿下,在床边坐稳。

(二)穿脱衣裤训练

1.改制衣裤式样

应选择便于穿脱的衣裤,譬如上衣不用扣子,改用拉链或尼龙搭扣;裤子不用腰带,改用松紧带。衣服宜穿宽松的。

2.穿脱衣裤

一般先穿患侧衣袖,再穿健侧,穿裤同理。而在脱衣裤时则顺序相反,先脱健侧后脱患侧。

(三)个人卫生训练

1.洗脸、漱口、刷牙。训练开关自来水龙头,拧毛巾,持毛巾擦脸,可将牙刷加大、加长,或在柄上加一尼龙搭扣或C形圈,使手掌套入,便于握持。

2.梳头、剃须。使用长柄或弯柄梳,选择电动剃须刀。

3.洗澡。使用长柄洗擦具,或用长毛巾擦背,注意防止摔倒。

4.用厕。训练用拐杖、方凳或轮椅上厕所,指导如何清洁肛门。

护理人员应耐心指导患者在开始阶段进行健侧肢体的代偿功能训练,如右侧肢体瘫痪者使用左手洗脸、梳头等,并尽可能地借助患侧肢体训练其残余功能,促进其暂时丧失的功能恢复。在患侧肢体功能有较大恢复的阶段,应训练患者用患侧肢体来完成整个动作。

刚开始动作可能比较笨拙生硬，也非常不习惯，而且完成的质量也差，应给予其鼓励，树立信心，督促其反复练习，必会熟能生巧。对于拄拐或使用板凳或轮椅如厕者，刚开始予以帮助及指导，一段时间后逐步让其独立完成。

（四）进食训练

进食训练主要训练患者肩、肘、腕的屈伸协调，手的抓拿动作以及使用各种餐具进餐的能力。吞咽有困难者先进行吞咽训练。

1.对上肢功能活动受限、动作不协调而不能正常摄食者，一方面要进行摄食动作指导，如持匙、拿筷、端碗、剥果皮、送食入口等动作；另一方面，对某些餐具进行改造或加用辅助装置，如将匙柄或勺加长、加大，或在匙柄上加一尼龙搭扣圈或松紧带圈，套入手掌，便于握持；在杯、碗、盘底加一带有握柄的固定器，使其不易倾倒、移动，杯内也可固定一根长吸管以利吸饮。

2.进食体位。可取半坐位、坐位或半卧位。卧床患者取健侧在下面的体位，颈部前屈放松。

3.进食前准备：①患者胸前围一块较大的方巾，以便接盛外溢的食物；②食物及用具放在便于使用的位置上，用具最好加固；③告诉患者进食动作不宜太快，要细嚼慢咽。

（五）家务劳动训练

上肢运动、感觉、协调功能恢复较好且有较好认知功能的患者可进行家务劳动训练。在表现较好、进步较快时，应给予表扬、鼓励、奖励，使其对生活充满信心，并体验到成就感。在进行家务劳动前，家属及护理人员尽最大可能清理掉不安全的因素，并告诉患者注意事项及如何处理应急事件。可从以下三个方面训练：

1.炊事烹饪

洗菜、切菜、烧菜、清洗餐具等。

2.清洁卫生

铺床、叠被、打扫、洗晒衣物、整理物品等。

3.其他家务

接听电话、处理信件、使用电器、采购物品、养护花草等。

九、转移训练

人们从事日常生活、工作、学习、社会活动等，都将发生位置的移动，而对脑血管意外、脊髓损伤、脑瘫患者以及部分残疾人，往往伴有不同程度的自主移动困难，给他们带来非常多的不便，也使得他们的生活质量明显下降。所以护理人员应给予他们专业指导，训练他们的步行功能或利用器械自主完成移动的能力。本篇着重介绍两方面的训练。

（一）借助轮椅的移动训练

1.床—轮椅之间的转移

轮椅放在健侧，与床成 30°～45°。刹住车轮，患者健手握轮椅外侧扶手站起，站稳后以健足为轴缓慢转动身体，使臀部正对椅子后坐下。轮椅—床之间的转移基本道理同上。需多次练习，才能熟练完成。

2.轮椅—坐便器之间的转移

患者轮椅靠近坐便器，制动轮椅，移开脚踏板，身体移向轮椅前沿，健侧靠近扶手，站起转向，将两腿后面靠到坐便器的前沿，站稳后解开裤子，坐到坐便器上。便后清洁时，臀部与持卫生纸的手呈相反方向移动，有利于擦拭，用手拉裤子后站起整理。

3.轮椅—地面之间的转移

把轮椅摆放好并刹住车闸，指导患者从侧方、前方、后方练习轮椅—地面之间的转移。如患者坐在轮椅前方的地面上，从地上提起臀部，双膝跪在轮椅前面，双手握住扶手，撑起身体，放松一只手，旋转身体坐在轮椅上。

4.坐轮椅上下台阶、楼梯

患者从轮椅上移坐到台阶上，把轮椅向后放倒在楼梯上，臀部向上移动一个台阶，拉轮椅上一个台阶，再把臀部向上移动一个台阶，重复以上动作。

（二）借助助行器的移动训练

指导患者正确使用各种助行器具，如手杖、腋杖、步行器等，使患者能熟练进行室内移动、上下楼梯、外出活动。

偏瘫患者的手杖步行训练：

1.两点步行

先同时伸出手杖和患足，落地支稳后，再迈出健足，重复以上动作。

2.三点步行

伸出手杖，落地支稳后→迈出患足→迈出健足。少数患者更习惯于伸出手杖，落地支稳后→迈出健足→迈出患足→伸出手杖。

第二节　康复护理评估概述

评估（evaluation）又称评价、评定。康复护理评估是指收集、量化、分析康复护理对象的（个人、家庭、社会）有关资料，并与正常标准进行对照，找出护理问题，为康复护理措施提供依据的过程。

一、目的与内容

（一）康复护理评估的目的

1.明确康复护理问题

对患者的躯体功能、日常生活活动能力、心理需求、家庭状况、社会环境等资料进行收集、分析，找出其现存的和潜在的护理问题。

2.确定受损器官水平

对患者的身体功能及残存能力进行量化分析，判定病变组织、器官及全身的功能状态。

3.提供康复护理方案的依据

分析患者障碍程度与正常标准的差别，为制定和修改康复治疗、护理方案提供依据。

4.提供判断护理效果的客观指标

将患者入院时的评估指标与经过康复治疗护理后的评估指标进行对照，以判断是否实现了康复护理目标，是否达到了预定的护理效果。

5.提供残疾等级的划分标准

了解残疾的程度，判定残疾的等级，并为制定患者回归社会的目标提供依据。

（二）康复护理评估的内容

康复评估的内容很多，通常根据患者的情况由评估者根据自己的专业选择相应的评估内容。康复护理评估的内容有以下三种：

1.个体评估

评估个体各种功能障碍的性质、程度、范围、康复需求、康复效果及预后等，主要包括躯体功能、日常生活活动能力、精神心理状态、言语功能等的护理评估。

2.家庭评估

家庭评估包括家庭形态、家庭人口组成、家庭结构、家庭功能、家庭环境、家庭资源、家庭主要照顾者的心理状态，以及家庭对康复个体的康复期望值等的评估。

3.社区评估

社区评估包括社区地理环境、社区人群、社区社会环境等的评估。

二、方法与程序

（一）康复护理评估的方法

1.收集资料法

（1）交谈：指护士通过与患者、患者家属及相关人员的有目的谈话而获取患者康复所需的基本资料的过程。通过交谈可获取患者的主诉、过去史、家族史、心理状态、康复需求、家庭状况、社会情况等方面资料，并向患者介绍康复护理的基本方法、原理、特点，交代配合要求和注意事项，同时可建立良好的护患关系，取得患者的信任，使患者树立康复信心，积极主动地参与康复护理活动。

（2）观察：指护理人员运用感官、知觉严密而有技巧地收集有关患者的情况、患者想法或感受等资料的过程。护士在护理患者过程中应自始至终持续地进行观察，通过观察，护士可以获得患者生理、心理、精神、社会、文化等多个方面的资料。

（3）身体检查：指护士系统地运用望、触、叩、听等体格检查手段和技术对患者的生命体征及各个系统进行检查而收集资料的方法。护士对患者的身体检查应有别于医生所做的体格检查，应以护理为重点。

（4）查阅：指通过查阅患者的门诊病案、住院的医疗病案、各种辅助检查报告单结果等，以获取相关资料的方法。

2.评估量表法

采用现存的评估量表进行评估。常用的评估量表包括各类评分量表、问卷表和调查表。

3.长期评估法

康复是一个长期的过程，要持续多年以至终身，因此，需要长期评估康复护理的效果。长期评估的常用方法有家访、信访、电话访问、复诊、建立计算机储存档案等。

4.循证护理方法

循证护理（evidence-based nursing，EBN）是指以有价值的、可信的科学研究结果为证据，提出问题，寻找实证，用实证对患者实施最佳的护理。它包含了三个要素：①可利用的最适宜的护理研究依据；②护理人员的个人技能和临床经验；③患者的实际情况、价值观和愿望。三者结合，制定出完整的护理方案。

（二）康复护理评估的程序

根据康复护理评估的时期及目的不同分为初期评估、中期评估、末期评估和社区评估。属于护士独立职责范围内的，护士可单独评估；某些合作性的评估内容，则需与相关专家如语言治疗师、心理学家、神经生理学家共同完成。

康复护理评估的过程要贯彻整体观，入院时即着手收集患者有关躯体功能、心理状态、情绪反应、社会文化、经济状况及康复要求等方面的资料，在此基础上整理分析资料，确定患者存在的和潜在的康复问题，设定康复护理的近期和远期目标，最后根据不同的预期目标制定相应的康复护理措施。所以，护理评估是一个连续的过程，贯穿于康复护理工作的始终，贯穿于护理程序的全过程。护士应随时收集患者康复过程中的康复反应和病情变化的资料，以便及时发现问题，确定诊断，修改和补充康复计划，直至患者出院或护理照顾结束时才终止。

三、注意事项

评估是康复护理工作科学有序地进行的基本依据和根本保证，是康复护理工作的重要内容。为了做好康复护理评估工作，应注意以下七点：

1.明确评估目的。根据目的选择合适的评估内容、手段和方法等。

2.选择适宜的评估方法。设定任何康复护理评估方法必须满足可信性、有效性、灵敏度和统一性的基本要求。

3.避免误差。评估的仪器必须处于良好的功能状态，尽可能避免误差。

4.取得合作。评估前向患者解释和说明目的、配合方法，以消除顾虑。检查时动作熟练、迅速、准确，时间尽量要短，避免引起患者疲劳和厌烦。

5.准备合适的评估环境。为减少外界干扰，减轻患者的心理负担，应保护患者隐私，必要时用屏风遮挡。

6.综合分析检查结果。对检查结果要结合病史和其他资料作全面分析，既重视生理的、功能的评估，也重视能力、心理和社会文化等因素的评估。

7.确保结果客观可靠。一般检查与测量需做 3 次，取其平均值，并做健、患侧对照检查，以求客观可靠。

第三节　配合康复疗法的护理

一、物理疗法的护理

物理疗法（physical therapy，PT）有广义和狭义之分。狭义的物理疗法简称理疗，是应用声、光、电、磁、冷、热、蜡、水等物理因子进行预防和治疗疾病的方法。广义的物理疗法包括狭义的物理疗法、运动疗法和推拿按摩等。另外，利用空气、日光、海水、泥沙等自然因素进行的物理疗法，一般归入疗养学范畴。此处介绍的是狭义的物理疗法。

物理疗法被誉为绿色疗法，安全方便，几乎无创伤，无痛苦，无毒性反应，疗效确切，易于被患者所接受。

（一）物理疗法的治疗作用

1.改善局部或全身血液循环。

2.消炎镇痛，解痉止挛。

3.松解粘连，软化瘢痕，预防关节僵硬。

4.促进肌肉收缩，加强营养代谢，预防肌肉萎缩。

5.调节神经系统，促进肢体功能恢复或重建等。

6.加速肿瘤细胞变性、坏死，提高机体免疫功能。

（二）常用的物理疗法

1.电疗法

根据所采用电流频率的不同，通常分为：①低频电疗法：利用频率为1～1000 Hz电流治疗疾病的方法，包括直流电疗法、药物离子导入法、经皮电刺激疗法、功能性电刺激疗法等；②中频电疗法：利用频率为1～100 kHz电流治疗疾病的方法，包括调制中频电疗法、音频电疗法等；③高频电疗法：利用频率大于100 kHz电流治疗疾病的方法，包括短波疗法、超短波疗法、微波疗法等。

（1）直流电药物离子导入法：是应用50～100 V方向不随时间而变化的直流电流将药物离子通过皮肤、黏膜或伤口导入体内组织进行治疗疾病的方法。导入的离子在皮下形成离子堆，通过渗透渐渐进入淋巴液和血液，在局部存留数小时至数日，所以在局部组织浓度高，作用时间长，局部治疗效果好。由于导入的药量少，进入表浅（皮下约1 cm），故对全身影响小。

1）临床应用：神经炎、神经痛、慢性溃疡、术后粘连、瘢痕增生、神经官能症、高血压、失眠、慢性盆腔炎、慢性前列腺炎、关节炎、各种疼痛等。

2）护理要点：①仔细查看患者整体状况及皮肤，应排除有禁忌证的患者（如急性湿疹、心力衰竭、高热、有出血倾向者）；②治疗时将药液洒在滤纸上，用温水浸湿棉布衬垫，将滤纸、衬垫、电极依次放在患病部位皮肤上；③避免电极与导线夹直接接触皮肤而发生灼烧，调整电流强度宜缓慢，以免产生强烈刺激。

（2）经皮电刺激疗法：是通过皮肤将特定的低频脉冲电流输入人体，刺激神经而起到镇痛作用的疗法。所采用的电流频率为 2～160 Hz。

1）临床应用：各种急慢性疼痛，如头痛、偏头痛、神经痛、关节痛、颈肩腰背痛、术后伤口痛、癌痛、幻肢痛等。

2）护理要点：①应排除有禁忌证的患者（如戴心脏起搏器者、孕妇等），并禁用于颈动脉窦部位；②将电极置于疼痛触发点、痛区两侧、相应神经节段或穴位上，调节电流强度到患者有明显的震颤感；③每次治疗 30～60 分钟，每日 1～3 次，急性疼痛疗程短，慢性疼痛疗程较长。

（3）功能性电刺激疗法：是用低频脉冲电流刺激已丧失功能或功能异常的器官或肢体，用产生的即时效应来代替或纠正器官、肢体功能的康复治疗方法。本法多用于中枢性瘫痪患者。上运动神经元发生病损时，下运动神经元是完好的，只是失去了来自上运动神经元的运动信号，不能产生正常的随意肌肉收缩。这时给以适当的电刺激，就可产生相应的肌肉收缩，以补偿所丧失的肢体运动功能，同时也刺激了传入神经，经脊髓投射到高级中枢，促进肢体功能的复健。

1）临床应用：中枢性瘫痪所致的上、下肢运动功能障碍，如脑卒中、脑瘫、脊髓损伤等，以及马尾神经损伤后的排尿障碍。

2）护理要点：①应排除具有以下禁忌证的患者：肌萎缩性侧索硬化症、多发性硬化症、戴有心脏起搏器者、肢体骨关节挛缩畸形、下运动神经元损伤、神经应激性不正常者；②开始时每次刺激 10 分钟，每日 2～3 次；随着功能的恢复，逐渐延长刺激时间，调整电流参数，最后过渡到自主活动。

（4）调制中频电疗法：用 0～250 Hz 的低频电流去调制中频电流，使中频电流的频率和幅度随低频电流的频率变化而变化。目前多采用带有微电脑芯片的调制中频电疗仪，内存多个程序处方可供选择使用。一般采用硅橡胶电极，操作安全简便。

1）临床应用：颈椎病、肩周炎、腰椎间盘突出症、骨质增生、腰肌劳损、关节炎、神经痛、尿潴留、术后粘连、瘢痕增生等。

2）护理要点：①应排除具有以下禁忌证的患者：恶性肿瘤、急性炎症、有出血倾向、孕妇、戴心脏起搏器者；②根据患者病情及个体需求选用不同的程序处方；③治疗电流强度以患者能耐受为度，一般为 $0.1～0.3\ mA/cm^2$，通电时电极下有震颤、抽动等现象；每次 15～20 分钟，每日 1 次，15～20 次为一疗程。

（5）等幅中频电疗法：是应用 1～5 kHz 等幅中频正弦电流治疗疾病的方法。由于这种电流处于音频段，故又称音频电疗法，有改善血液循环、消炎镇痛、软化瘢痕、松解粘连等作用。临床应用与护理要点基本同调制中频电疗法。

（6）超短波疗法：是应用波长为 1～10 m，频率为 30～300 MHz 的高频电流来治疗疾病的方法。高频电流的生物效应是热效应和非热效应。大剂量时产生高热，有抑制和杀灭肿瘤细胞的作用，并可与化疗、放疗协同治疗肿瘤，小剂量时非热效应明显，可降低感觉神经的兴奋性，并提高免疫功能。

1）临床应用：急性期、亚急性期、慢性期的皮肤、皮下组织、骨关节、软组织、胸腔、腹腔等脏器组织的疾病，如疖、痈、鼻炎、支气管炎、肺炎、胃炎、膀胱炎、肾炎、盆腔炎、扭挫伤、颈椎病、肩周炎、腰椎间盘突出症、骨质增生、腰肌劳损等。

2）护理要点：①应排除具有以下禁忌证的患者：高热、昏迷、妊娠、活动性肺结核、有出血倾向、心肺功能衰竭、戴心脏起搏器者；②患者取坐位或卧位，不必裸露治疗部位，按要求安放电极，接通电源，预热 5～10 分钟，调节输出强度，调谐，调节定时器；③确定治疗剂量：按照患者治疗时的温热感觉程度可分为四级：Ⅰ级为无热量，无温热感，适用于急性炎症早期；Ⅱ级为微热量，有刚能感觉到的温热感，适用于亚急性炎症和慢性炎症；Ⅲ级为温热量，有明显的温热感，适用于慢性炎症和慢性疾病；Ⅳ级为热量，有能忍受的强烈热感，适用于恶性肿瘤；④拟定治疗时间：急性炎症每次治疗8~10分钟，慢性炎症每次治疗10~15分钟，每日1次，5~10次为一疗程；恶性肿瘤高热疗法每次治疗40~60分钟，每周1~2次，10次为一疗程，应与放化疗同步进行；⑤每次治疗必须调谐，除去身上金属物及手表，衣服不能潮湿；⑥恶性肿瘤禁用Ⅰ~Ⅲ级治疗量。

（7）微波疗法：是应用波长为1~1000 mm，频率为300~300000 MHz的微波来治疗疾病的方法。可分为分米波疗法、厘米波疗法、毫米波疗法。

1）临床应用：主要应用于慢性炎症和伤科疾病，亦可应用于急性、亚急性疾病（小剂量）和恶性肿瘤（大剂量）。如疖、痈、乳腺炎、鼻旁窦炎、鼻炎、支气管炎、肺炎、膀胱炎、盆腔炎、溃疡病、胆囊炎、神经痛、神经炎、扭挫伤、颈椎病、肩关节周围炎、腰椎间盘突出症、骨质增生、腰肌劳损等。

2）护理要点：①在生殖系统和眼部禁用微波疗法，其余同超短波；②采用卧位或坐位，可穿单层全棉衣服，亦可裸露治疗部位；③按要求安放电极，接通电源，调节输出强度，调谐，调节定时器；④每次10~20分钟，每日或隔日1次，10~15次为一疗程。

2.光疗法

光疗法是利用人工光源或日光辐射能量治疗疾病的方法。不同物质对光的吸收能力不同，光子被机体吸收后主要产生光热效应、光化学效应和荧光效应，激光还可产生机械效应和光电磁效应。常用的光疗法有红外线疗法、紫外线疗法、激光疗法等。

（1）红外线疗法：是应用波长为760 nm~1000 μm的红外线来治疗疾病的方法。红外线为不可见光，其生物学效应主要是温热效应，使局部温度升高，血流加快，改善血液循环，促进炎症消散，有镇痛、解痉作用。

1）临床应用：多种亚急性及慢性软组织损伤、神经炎、神经痛、炎症浸润吸收期、冻疮、压疮、静脉炎、雷诺病、风湿性关节炎、慢性支气管炎、胸膜炎、慢性胃炎、慢性肠炎、神经根炎、神经炎、周围神经损伤、烧伤创面、慢性淋巴结炎、慢性静脉炎、注射后硬结、术后粘连、瘢痕挛缩、慢性盆腔炎、湿疹、神经性皮炎、皮肤溃疡等。

2）护理要点：①应排除具有以下禁忌证的患者：重度动脉硬化、闭塞性脉管炎、高热、恶性肿瘤、妊娠、活动性肺结核、有出血倾向、急性损伤24小时内等；②红外线灯距皮肤20～60 cm，不能直接与皮肤接触，以患者感到舒服、温热为准；③每次治疗20～30分钟，每日1次，必要时可每日2～3次，10～20次为一疗程；④照射部位接近眼睛或光线可射及眼睛时，应用纱布遮盖双眼或戴防护眼镜，以免直接照射引起白内障和视网膜灼伤；⑤患部有温热感觉障碍或照射新鲜的瘢痕部位、植皮部位时，应用小剂量，并密切观察局部反应，以免发生灼伤；⑥治疗结束后，将照射部位的汗液擦干，患者应在室内休息10～15分钟后方可外出。

（2）紫外线疗法：是应用光波中波长最短的紫外线来治疗疾病的方法。紫外线也为不可见光，其生物学效应主要是光化学效应，有消炎镇痛、杀菌脱敏、防治佝偻病、提高机体免疫力的功效。紫外线照射剂量以最小红斑量（MED）表示。一个MED指紫外线在一定距离下垂直照射皮肤引起最弱红斑所需的时间。按照射野皮肤红斑的强度可分为：亚红斑量、阈红斑量、弱红斑量、中红斑量、强红斑量、超红斑量。全身照射采用亚红斑量，隔日1次，15～20次为一疗程。

1）临床应用：佝偻病、骨软化症、骨质疏松、疖病、免疫功能低下、玫瑰糠疹、银屑病、白癜风、皮肤化脓性感染、急性关节炎、肺炎、支气管哮喘、伤口愈合不良、神经痛、高脂血症、冠心病等。

2）护理要点：①应排除具有以下禁忌证的患者：急性湿疹、恶性肿瘤、妊娠、活动性肺结核、有出血倾向、心肝肾功能衰竭、甲状腺功能亢进症、光过敏、红斑狼疮等；②患者和工作人员须戴防护眼镜，或用厚布遮盖患者眼部，以免发生电光性眼炎；③充分暴露治疗部位，非治疗部位要用布巾遮盖好；④照射部位皮肤应清洁，如感染伤口要先清创；⑤应用光敏药如碘剂、磺胺药等，而又必须用紫外线治疗者应审慎，因为此类药物可增强皮肤对紫外线的敏感性；⑥患者初次照射时应先测定其治疗剂量，亦可用平均生物剂量。

（3）激光疗法是应用激光器发射的光线进行治疗疾病的方法。激光是受激辐射放大的人工光，它既具有一般光的物理特性，又具有高相干性、高亮度性、高定向性、高单色性等特点。激光疗法可分为低能量激光疗法（如氦-氖激光器、半导体激光器）、高能量激光疗法（如二氧化碳激光器、氩离子激光器）和光敏激光疗法（利用血卟啉衍生物光敏剂）。

1）临床应用：①低能量激光疗法：体表照射适用于皮肤及皮下组织炎症、皮肤溃疡、压疮、伤口愈合不良、过敏性鼻炎、关节炎、支气管炎、支气管哮喘、肝炎、神经炎、神经痛、皮肤瘙痒、附件炎、痛经、肩关节周围炎等，血管内照射适用于高脂血症、冠心病、脑卒中后期、脑外伤等；②高能量激光疗法：适用于手术切割、止血、烧灼等治疗，如寻常疣、乳头状瘤、宫颈糜烂、胃肠及支气管肿物等；③光敏激光疗法：应用血卟啉衍生物（HPD）和氩离子激光，适用于皮肤及口腔、食管、胃、膀胱等腔内肿瘤。

2）护理要点：①应排除具有以下禁忌证的患者：皮肤结核、心肺肾功能衰竭、妊娠、活动性肺结核、有出血倾向等；低能量激光禁用于恶性肿瘤；②操作者及患者均应戴护目镜，并预防烫伤局部组织；③低能量激光照射穴位或伤口时，每个部位照射3～5分钟，每次10～15分钟，隔日或每日照射1次，5～10次为一疗程；④氦-氖激光血管内照射时，在肘部静脉插入激光光纤针，照射强度2～3 mW，每次照射60分钟，每日或隔日1次，5～10次为一疗程。

3.超声波疗法

超声波疗法是应用频率大于20 kHz的机械振动波（超声波）来治疗疾病的方法。超声波在介质中传播时，其能量逐渐被介质吸收而衰减，在空气中衰减较快。超声波治疗机有连续式和脉冲式输出。应用于人体可引起微细按摩的机械效应、温热效应及各种理化效应，有镇痛消肿、松解粘连、软化瘢痕、刺激组织再生等作用。

（1）临床应用：软组织损伤、血肿、组织粘连、瘢痕增生、狭窄性腱鞘炎、关节炎、注射后硬结、支气管炎、脑卒中后遗症、神经痛等。

（2）护理要点：①应排除具有以下禁忌证的患者：恶性肿瘤、妊娠、活动性结核、有出血倾向、急性损伤24小时内等，眼、生殖器、儿童骨骺处也禁用；②连续式输出治疗每次5～10分钟，脉冲式输出治疗每次15～20分钟，每日或隔日治疗1次，急性病5～10次为一疗程，慢性病10～15次为一疗程；③声头密切接触治疗部位或浸入水中，否则超声能量会大大衰减,而且易损坏声头,切忌声头在空载时输出超声波;④移动声头时要慢,稍加压力,用力均匀。

4.磁疗法

磁疗法是应用磁场治疗疾病的方法。磁场作用于人体可改变人体生物电流与磁场的大小与方向,影响物质和能量代谢过程,也能刺激人体穴位而引起经络传感,改善机体功能状态。磁疗能降低神经末梢的兴奋性,故能镇痛;改善局部血液循环而能促进炎症消散;加强大脑皮质抑制过程而能改善睡眠;强磁场还可抑制肿瘤组织增生并缓解疼痛。临床可分为静磁场疗法和动磁场疗法。静磁场疗法包括敷磁法、耳磁法、磁针法等,动磁场疗法包括旋磁法、电磁法等。

(1)临床应用:肌腱、韧带、肌肉等软组织损伤,软组织炎症、关节炎、乳腺囊性增生、溃疡、胃肠功能紊乱、神经衰弱、高血压、神经痛等。

(2)护理要点:①应排除具有以下禁忌证的患者:高热、妊娠、有出血倾向、心肺功能衰竭、戴心脏起搏器者等;②进行直接敷磁法、耳磁法后,每5~7日检查一次局部皮肤,如无不良反应,可在原部位连续敷贴;如出现水疱,可改用间接敷贴或更换敷贴部位;③少数患者进行磁疗后,出现头晕乏力、恶心、心悸、气短等,轻者不需处理,可继续磁疗;重者应立即停止,停后可消失;④治疗结束后,应保护好磁片、磁头等,以免破坏磁场。

5.水疗法

水疗法是利用水的物理性质和所含的化学成分来治疗疾病的方法。水疗的生物物理学效应有冷热效应、机械效应、化学效应。温水浴与热水浴可使血管扩张充血,促进血液循环和新陈代谢;冷水浴引起神经先兴奋后抑制,新陈代谢水平降低。机械效应包含浮力作用、静压力和水流冲击作用。化学效应是指水是良好的溶剂,可添加药物、矿物质或气体,能加强水疗的效果,具有明显的化学刺激作用。水疗包括普通浸浴、药物浸浴、旋涡浴、水中运动等。

（1）临床应用：关节炎、神经痛、手足关节扭挫伤、腰背肌筋膜炎、脑卒中后遗症、脊髓损伤、周围循环障碍、压疮、肢体瘫痪等。

（2）护理要点：①应排除具有以下禁忌证的患者：传染病、心肝肺肾功能不全、恶性肿瘤、妊娠、活动性结核、活动性出血、皮肤破溃、炎症感染等；②患者饥饿或饱餐后1小时内不得进行水疗，治疗前叮嘱其排空二便，妇女经期暂停；③治疗前应仔细检查电路系统是否完好，漏电保护装置是否能正常工作，并严格调节好水温（33～37℃）；④年老体弱、行动不便者应加强护理，避免滑跌损伤，治疗后立即帮其擦干皮肤，穿好衣服。

6.蜡疗法

蜡疗法是应用良好的导热体石蜡来治疗疾病的方法。石蜡热容量大，导热性小，加热后能吸收大量热量，保温时间长，可塑性强，可产生温热效应、机械压迫效应、润滑效应。治疗方法有蜡饼法、浸蜡法、刷蜡法。

（1）临床应用：软组织损伤的恢复期、慢性关节炎、肩关节周围炎、腱鞘炎、骨科疾病引起的关节功能障碍、瘢痕增生、腰椎间盘突出症、冻伤、神经痛等。

（2）护理要点：①应排除具有以下禁忌证的患者：高热、有出血倾向、恶性肿瘤、妊娠、活动性结核、急性损伤、皮肤破溃等；②蜡疗时每次维持30～40分钟，每日1次，20次为一疗程；③在有瘢痕、血液循环较差、感觉障碍的部位，蜡温应稍低；④石蜡多次使用后，应清除混入的汗水、皮屑、毛发等杂质，并加热到100℃，持续15分钟以消毒。

二、运动疗法的护理

运动疗法（kinesitherapy）是应用物理学中力学因子而进行治疗的一种方法，通过手法操作或借助器械等，进行主动或被动运动的方式，达到改善、代偿肢体或脏器功能的治疗方法。

（一）运动疗法的治疗作用

1.促进血液循环，维持和改善运动器官的形态和功能。

2.加快人体新陈代谢，增强心肺功能。

3.通过对健侧肢体或非损伤组织的训练，形成和发展代偿功能，以弥补丧失的功能。

4.调节、保持神经系统的兴奋性、反应性、灵活性和协调性。

5.增强人体的内分泌、消化系统的调节能力，提高人体的免疫功能。

（二）常用的运动疗法

运动疗法的内容比较丰富，包括功能性移乘动作训练、关节活动训练、肌力训练、维持平衡能力训练、神经生理治疗技术、按摩术、放松运动等。

1.肌力训练

反复地进行肌肉的收缩舒张，增强肌肉的收缩力量。

（1）主动运动训练：肌力在3级或3级以上时，指导患者自己训练肌肉的收缩，可配合关节的屈伸旋转。

（2）主动助力运动训练：肌力在1级以上、3级以下时，在治疗者的部分帮助下进行主动训练，也可在绳索、滑轮等装置帮助下进行。

（3）抗阻力运动训练：在肌肉收缩的过程中，除抗自身重力外，还需要克服外加的阻力。如举哑铃训练上肢肌力，利用滑轮悬吊重物训练肩部、上肢肌力，利用绷带训练踝屈伸肌力等。

（4）被动运动训练：在患者肌力1级以下，治疗者可通过关节的屈伸运动，让患者被动收缩舒张肌肉。

2.维持平衡能力训练

通过特定的训练方法，从最稳定的体位逐步过渡到最不稳定的体位，从静态平衡过渡到动态平衡，从睁眼平衡训练逐步过渡到闭眼平衡训练，逐步加大平衡难度。包括坐位平衡训练、跪位平衡训练、立位平衡训练、侧方持重平衡训练、平衡板上平衡训练等。

3.步行能力训练

站立平衡训练完成后，可进行双足移动训练。

（1）双足站立，重心左右转移练习。

（2）两下肢一前一后站立，重心向前向后转移练习。

（3）一条腿支撑站立，另一条腿做迈步向前和向后训练。

（4）足跟着地、足掌着地、支撑重心、足跟离地、足尖蹬地练习。

（5）抬足摆腿、足跟落地练习。

（6）直线行走、绕弯行走、后退行走练习。

4.神经肌肉促通技术

神经肌肉促通技术又称神经生理治疗技术。是根据神经生理与神经发育的规律，应用促进或抑制的方法改善中枢神经病损后运动控制能力障碍的治疗技术。主要应用于偏瘫、脑性瘫痪、精神神经发育迟缓者。常用的方法有Bobath技术、Brunnstrom技术、Rood技术、运动再学习技术等。

（1）Bobath技术：是英国治疗师Berta Bobath夫妇创立的一套主要用于治疗成人偏瘫患者和儿童脑性瘫痪患者的训练方法。本法着重控制训练中出现的病理性反射及异常运动模式，先从头、躯干的控制能力出发，之后再对与躯干相连的近端关节（如肩关节、髋关节等）进行训练；当近端关节具备了一定的运动和控制能力后，再着手开展远端关节（如肘、腕、膝、踝关节）的训练。所以说抑制异常运动模式发生、促进正常运动模式形成是Bobath理论的核心。

（2）Brunnstrom技术：瑞典物理治疗师Signe Brunnstrom结合临床实践经验，创立了一套治疗偏瘫患者的方法。在偏瘫早期出现弛缓、痉挛、共同运动时，利用紧张性反射、联合反应、本体刺激与外周刺激来增强患肢体的肌张力。当患侧痉挛开始减弱时，采取分离运动为主，诱导肢体运动过渡到较困难的动作，促使肌肉痉挛消失及共同运动消失，协调动作趋向正常。

（3）Rood技术：美国治疗师Margaret Rood于1956年创立的，通过刺激传入神经末梢所支配的区域，诱导骨骼肌运动，完成对某一动作或姿势的控制过程，又称多感觉刺激疗法。该法可利用不同的感觉刺激促进或抑制运动性反应，以诱发较高级的运动模式出现。其方法是在特定皮肤区域内利用轻微的机械刺激或表皮温度刺激，影响该区的皮肤感受器，诱导骨骼肌运动可获得对某一动作或姿势的控制过程。

（4）运动再学习技术：以脑损伤后的可塑性和功能重组为理论依据，把中枢神经系统损伤后运动功能的恢复训练作为一种再学习或再训练的过程。针对性的练习活动越多，功能重组就越有效，运动功能恢复就越好，并主张采用多种反馈来强化训练效果。

（三）护理要点

1.选择好训练场所，要有防护措施，训练时要注意安全，避免跌倒损伤。

2.对患有肢体瘫痪性疾病如偏瘫、截瘫等患者，一般采取"一对一"训练，运动内容应由少到多，程度由易到难，运动量由小到大，遵循循序渐进原则。

3.大多数运动项目需要经过一段时间训练后才能逐渐显示疗效，神经系统损害尤其如此，应不断给予鼓励或采取激励方法，帮助树立起与疾病作斗争的信心和勇气。

4.由于运动治疗处方因人而异，因病而异，所以在护理时也应因人施护，因病施护，严格控制运动量，使患者乐于接受运动康复训练。

5.仔细观察运动情况，了解运动处方是否合适，定时评估疗效，及时向康复医师汇报患者的训练情况，以便及时调整治疗方案。

三、作业疗法的护理

作业疗法（occupation therapy，OT）是指根据患者的情况，选择日常生活、工作、劳动等作业活动方式，使其得到训练，促进患者躯体、心理和社会方面功能康复的一种治疗方法。它是进行整体康复，使患者回归社会的一个重要手段。

（一）作业疗法的治疗作用

1.最大程度地发挥残存功能，改善躯体功能状况。

2.提高日常生活活动的自理能力，改善生活质量。

3.增强患者的自信心，提高生活乐趣，促进心态平衡。

4.有利于提高职业技能水平，实现自立自强。

（二）常用的作业疗法

1.作业疗法的功能训练是专门针对患者某些功能障碍进行改善或恢复的训练。作业治疗师经评估制定出作业处方后，与护士一起指导、协助、督促患者进行作业活动，并检查评估完成的情况，及时将患者的信息反馈给康复医师。此阶段是技能训练的基础。

（1）加强运动功能的作业训练

1）加大关节活动范围的作业训练：如选择推刨木块、打篮球、打保龄球可训练肩、肘伸屈动作，拧螺帽、拧龙头、绘图、编织、拼图可训练手、腕、前臂的活动功能，上下楼梯、骑自行车可训练髋、膝、踝关节的伸屈动作。

2）增强肌力的作业训练：如推重物、举哑铃、拉锯、骑功率自行车来训练肌力。

3）提高平衡协调能力的作业训练：如拉锯、刺绣、缝纫、磨墨、嵌插可训练上肢协调功能；套圈、抛实心球、打保龄球可训练下肢协调功能。

（2）提高感知觉功能的作业训练：包括视听触温训练、位置觉训练、认物辨别训练以及记忆、理解、表达力训练。可从简单的日常用品，如硬币、书本、小球、钥匙、闹钟、碗、刀、叉等开始，制定适宜的作业内容，也可结合日常用语交流，恢复、提高缺失的感知觉能力。

（3）改善心态平衡的作业训练：书法、绘画、插花、下棋、园艺、编织、打扫卫生、看电影电视、游戏、球类活动等可调节患者的心情，陶冶他们的情操，有助于促使他们形成积极乐观的人生态度。可根据患者的兴趣爱好及各自的特殊情况制定相应的作业内容，最好采用集体活动方式。

2.作业疗法的技能训练：当功能训练进行一段时间后，患者的整体功能有较大进步时，可以进行下一阶段的技能训练，以提高患者某些方面的技能。

（1）日常生活活动（ADL）训练：详见前文。

（2）木工木刻作业训练：推刨木头、锯木、砂磨、锤钉、拧螺钉等练习。

（3）编织刺绣作业训练：设计图案、编织衣物、刺文绣图练习。

（4）缝纫裁剪作业训练：裁剪布料、缝补衣物、脚踏或手摇缝纫机制作衣服练习。

（5）粘土制陶作业训练：调和黏土、塑形烧制练习。

（6）园艺休闲作业训练：养花种草、浇水施肥、修剪造型、绘画写字、垂钓等练习。

（7）办公文书作业训练：起草书写，算盘、计算器的使用，操作电脑，整理资料，接听电话传真等都应练习。

（8）绘图设计作业训练：工艺美术设计、利用电脑进行动画设计等练习。

（三）护理要点

1.安排作业疗法内容时，应依据患者的体力、病情、兴趣、生活与工作的需要选择，如在实施过程中发现患者主动性不足，甚至产生厌烦情绪时，应及时分析原因，报告康复医师，暂停作业活动或调整治疗处方。

2.在偏瘫、脑瘫等患者进行作业活动时，必须有医护人员或家属给予监护或指导，以免因活动不便而带来伤害。

3.仔细观察作业量、作业强度是否适合患者，如不相适应时，报告作业治疗师、康复医师，以便及时调整。

4.有部分患者遇到困难易产生畏难情绪，缺乏信心，应不断鼓励他们，并给予耐心指导，培养他们坚强的意志、顽强的毅力。

5.要根据患者的具体情况和循序渐进的原则安排作业活动，难度、作业量可不断递加，一般每次20～40分钟，每日1次。

四、言语疗法的护理

言语疗法（speech therapy）又称言语训练或言语再学习，是通过各种手段对听、说、读、写方面有功能障碍的患者进行针对性训练的方法。目的是改善言语功能，提高语言交流能力。其中以提高口语交流能力为首要任务，但不包括对造成言语障碍原发病的治疗。

（一）失语症的言语训练

失语症绝大多数涉及听、说、读、写四种模式，但这四种障碍可能不是平行的，有些患者以听理解障碍为主，有些患者以言语表达障碍为主要表现。大部分轻症失语患者经过针对性言语训练能取得较好效果，做到生活自理，能从事日常工作。

1.基本语音训练

（1）跟随治疗师进行声母、韵母和四声练习，不断模仿。

（2）对照镜子练口形，注意口腔、舌咽肌肉的收缩、放松练习。

2.听理解训练

（1）听单词，与图画、文字匹配练习。

（2）听短句，判断是或非，或执行某一项命令。

（3）听长句，理解长句意义或复述。

3.口语表达训练

（1）说单词练习：如练习说"人、男、女、病、药、饭、菜、吃、喝"等简单而又跟生活联系紧密的词。

（2）说短语练习：尽量结合日常生活用语。

（3）说长句、叙事件练习：复述某句话或某件事，描述动作。

（4）日常生活交谈练习。

4.阅读理解训练

（1）视觉辨认、词图匹配练习。

（2）句子、短文理解练习，可用选择题或是非题形式作答测试。

（3）朗读诗句文篇练习，并概括主题大意。

5.书写训练

（1）抄写单词、短语、句子、诗词、文章练习，观察字体是否正确规范，适时指导纠正。

（2）随意书写日常生活用品名称、记日记、写信练习。

（3）看图写作，听写单词、短句练习。

（二）构音障碍的言语训练

由于神经肌肉病变导致身体姿势、肌张力、肌力和运动协调的异常都会影响到言语的质量，所以应按呼吸、喉、腭、腭咽区、舌体、舌尖、唇、下颌运动逐一进行检查、训练，构音器官所发现的异常部位便是构音运动训练的出发点。

1.呼吸训练

呼吸是发音的动力。调整坐姿，练习控制呼吸气流量，采用鼻吸口呼，逐渐延长呼气的时间，在呼气的同时发摩擦音、元音。

2.发音训练

（1）发音启动训练：先训练发元音，然后发辅音，如做打哈欠动作，然后逐步转发元音"ā"。

（2）持续发音训练：一口气尽可能长时间地发元音，并由一口气发单元音逐步过渡到发两个或三个元音。

（3）音量控制训练：可先从单元音开始，逐步训练元音、辅音结合，音量由小到大、由大到小进行调节。

（4）音调控制训练：多数患者表现为音调低或音调单一，训练者指导患者由低到高进行音调变化，指导唱八音度，也可用音调训练器帮助训练。

（5）鼻音控制训练：由于软腭运动不充分、腭咽肌无力或不协调，可形成鼻音过重，所以应着重训练腭咽肌力及运动协调性。可进行双手推撑身体俯卧下发音练习，如打哈欠练习、吹气练习等。

3.发音器官运动训练

（1）唇舌运动训练：可进行双唇闭合、张开、前突与缩回，伸舌、缩舌以及舌的上抬、左右侧运动，鼓腮时揉压双颊。训练时可对镜练习，也可借助压舌板、冰块刺激或手法协助练习。

（2）腭运动训练：抬高软腭运动能力很重要，可进行大声叹气练习，重复发"啊、扒、哒、丝、书"等，也可用冰块刺激软腭，加强腭运动。

4.语音训练

首先训练发单音，然后再逐渐过渡到练习字、词、短语、句子的发音。

5.语调节奏训练

语调是说话者传达情绪和感情的一种重要方式。一般陈述句使用平稳、没有显著变化的平直调，表示愤怒、紧张、警告、命令的语句用高声调，表示惊讶、迟疑情绪使用曲声调，表示疑问、反问时句尾用升调。语言的节奏是由音色、音量、音高、音长四个要素构成，可通过听音乐节奏、听诗歌朗诵、诗歌朗读练习来训练重音与节奏。

（三）护理要点

1.尽早对有言语障碍者进行言语训练，开展得愈早，效果愈好。

2.训练时应坚持反复练习、循序渐进的原则，每次训练开始应从对患者容易的课题入手，训练中选择的课题应设计在成功率为70%～90%的水平上。

3.最初的训练时间应限制在30分钟以内，超过30分钟可安排为上、下午各一次，短时间、多频率训练比长时间、少频率效果要好。

4.训练时及时将信息反馈给患者，让其明白正确与否、进展如何。

5.训练时可采用"一对一"训练、自主训练、家庭训练和集体训练相结合。

五、心理疗法的护理

心理疗法（psychotherapy）是应用心理学的原则和方法，通过治疗者与被治疗者言语交流或非言语沟通，治疗患者心理、情绪、认知行为等问题。目的是帮助患者减轻情绪障碍，改变不良的行为方式，促进人格的成长与完善，有效地应对工作、学习、生活中出现的各种问题。

（一）病伤残者的心理康复过程

1.震惊阶段

患者对突发创伤事故的即刻心理反应，是对突发严重打击还没来得及进行心理调整的阶段，表现出情感上的麻木、惊呆，常持续数分钟至数日不等。

2.否定阶段

由于意外的打击来得如此突然和猛烈，远远超出了患者的心理承受能力，于是很自然地采取心理防卫机制，否定自己会终身残疾的这一严酷事实，相信今后能够完全康复。此阶段可持续数日至数月不等。

3.抑郁阶段

当患者认识到自己所受的创伤将造成长期残疾时，产生了严重的悲观失望、心灰意冷的抑郁反应，易出现自杀想法和自杀行为。此阶段可持续数月或更长的时间。

4.对抗独立阶段

由于患者没有勇气去面对现实，缺乏自信心，表现出过多地依赖他人，不积极参加康复训练。

5.承认适应阶段

经过较长一段时间后，患者已经认识到病患的严重性，一味地抑郁、逃避现实是毫无意义的，并开始接受这一现实。抑郁悲观消极的情绪开始转好，开始考虑今后的人生之路，希望为社会做点贡献，不做家庭和社会的累赘，思想行动上表现为积极配合医护人员，刻苦进行康复训练。

（二）常用的心理康复疗法

1.支持性心理治疗

心理治疗师运用自己的专业知识，关心、帮助近期遭遇疾病或人际逆遇的人，以及患有不能治愈的内科或精神科疾病的人，使他们度过心理上的危机，积极地去面对现实。常用的治疗技术有倾听、解释、劝慰、鼓励、疏导等。

2.行为疗法

行为疗法是应用实验心理学和社会心理学的理论和方法，帮助患者消除或纠正异常行为，获得适应社会的正常良好行为的一类操作治疗方法。常用的方法有系统脱敏疗法、厌恶疗法、暴露疗法、阳性强化疗法和消极疗法等。

（1）系统脱敏疗法：治疗师采用深度肌肉放松技术来拮抗条件性焦虑。先同患者一起制定一份与恐怖、害怕有关的导致焦虑境遇的等级表，然后在治疗中将习得的放松状态来抑制焦虑反应。

（2）厌恶疗法：在某一特殊行为反应之后紧接着给予一厌恶刺激（电击、催吐、体罚等），最终会抑制和消除此行为。

（3）暴露疗法：可分为满灌疗法和逐级暴露法。满灌疗法是让患者面临能产生强烈焦虑的环境或想象中，并保持相当时间，不允许患者逃避，从而消除焦虑和预防条件性回避行为的发生。对于心理素质过于脆弱的患者应采取逐级暴露法，即焦虑场景由轻至重逐级增加。

3.认知疗法

由于患者的认知过程发生偏差，从而影响了自身的情绪情感和行为方式，可通过认知和行为技术改变患者的不良认知。不良认知指歪曲的、不合理的、消极的信念或思想。常用的认知疗法有理性情绪疗法、贝克认知转变法、自我指导训练、应对技巧训练等。

4.生物反馈疗法

通过现代生理科学仪器，训练患者学习利用反馈信息调整自身的生理、心理活动，使疾病得到治疗和康复。

（三）护理要点

1.精心设计病房布局及心理治疗环境，营造一个清净、整洁、幽雅、光线柔和、适合医患沟通的良好环境。

2.建立良好的医患关系，同情患者的疾苦，态度诚恳和蔼，给予更多的人性关怀，使他们对护理人员产生信任，服从护理人员的安排。

3.在护理过程中，应注意因人而异、因病而异，多了解患者的发病诱因、病情特点、性格爱好、人际关系、家庭角色、社交能力等，制定合理的心理护理计划，及时解决心理障碍问题。

4.掌握病伤残者心理变化和康复规律，在不同阶段采取内容不同的心理护理。要特别关注患者在抑郁反应阶段的情绪反应，工作上尽量细致入微，并告知患者家属应严密监守，以防出现自杀行为。

5.充分调动患者的积极性，鼓励他们战胜困难，树立起生活的信心和勇气，争取最大程度的康复。可定期邀请一些康复得很好且有所作为的自强者现身说法，也可观摩有关身残志坚者感人事迹的电视录像等，使他们对未来充满希望。

六、假肢、矫形器与助行器的应用

（一）假肢

假肢（prosthetic limb）是为截肢者弥补肢体缺陷，代偿丧失的肢体功能而制造装配的人工肢体。

1.假肢的分类

（1）按安装的时间来分：可分为临时性假肢与永久性假肢。

（2）按结构来分：可分为壳式假肢（亦称外骨骼假肢）与骨骼式假肢（亦称内骨骼假肢）。

（3）按截肢部位来分：可分为上肢假肢与下肢假肢。上肢假肢有肩离断假肢、上臂假肢、肘离断假肢、前臂假肢、腕离断假肢、假手指等。下肢假肢有髋离断假肢、大腿假肢、膝离断假肢、小腿假肢、踝部假肢、靴型假半脚等。

（4）按功能来分：上肢假肢有装饰性上肢假肢、工具性上肢假肢、功能性上肢假肢。下肢假肢有工具性下肢假肢、运动性下肢假肢。

2.常用假肢

（1）临时性假肢：是一种结构简单、容易制造、价格便宜、短期使用的假肢。术后2～3周，伤口愈合良好，有条件者可装配临时性假肢，可避免截肢者产生幻肢觉，早期进行肢体功能训练，减少残肢肿胀，促进伤口愈合；还可为下一步安装永久性假肢提供技术支持，便于选择材质和最佳装配方案。

（2）功能性假手：是一种具有手的外形，并能完成抓、握、钩等基本功能的常用上肢假肢。目前国内多采用随意张开式假手，常态时拇指、食指、中指处于捏取东西的功能位，通过牵拉牵引索使手指张开，依靠弹簧的扭力使手指闭合。

（3）外部动力假手：是利用体外力源作动力的功能性假手，主要有肌电手和气动手。肌电手又称肌电控制上肢假肢，可利用残肢肌肉产生的肌电信号，通过精密电子系统处理和灵敏的机械传动装置来控制假手的屈伸旋转、拿捏握取等动作，一般需要微型高效的镍镉蓄电池为电源。此种假手开闭随意而灵活，功能活动范围大，仿生效果好，是现代假肢的重要发展方向。气动手是以压缩成液态的二氧化碳为动力的一种假手,性能可靠,比较容易做到多关节、多自由度运动。

(4) 工具手:是为了专业性劳动或日常生活而设计的多种代手工具,使用性能好,结构简单。按不同的用途,各式工具手头可更换,但外观不太美观。

(5) 装饰性假手:是为弥补上肢外观缺陷而设计的假手,又称美容手。但几乎不能弥补丧失的肢体功能。

(6) 大腿假肢:适用于膝关节以上、髋关节以下的各部位截肢者。可分为传统式大腿假肢和现代骨骼式大腿假肢。后者按仿生学机制研制,内装有支撑件和人工关节,承重合理,外形近似真腿,功能较全,可在不同路面上行走,为当今假肢发展的主流方向。ISNY型大腿假肢上端装有弹性接受腔,穿着舒适。

(7) 小腿假肢:适用于膝关节以下、踝关节以上各部位截肢患者。有全接触式小腿假肢和髌韧带承重小腿假肢等。

(8) 踝部假肢:又称Syme假肢,适用于行踝上截肢术的患者。普通型接受腔用皮革和塑料制成,并连接橡胶足,外壳用皮革装饰,用鞋带固定。

3.假肢的使用训练

(1) 上肢假肢功能训练:①指导患者装卸上肢假手;②假肢基本功能操作训练:如控制电源开关,牵拉牵引索,屈伸关节,旋内旋外,训练抓、拿、握、钩等动作;③日常生活活动训练:如穿衣、喝水、吃饭、洗漱等;④劳动职业训练:穿戴工具手进行劳动训练,或就某一项职业活动训练。

(2) 下肢假肢功能训练:①指导患者穿脱假肢:先在残肢上涂上滑石粉,然后套上残肢袜,注意不要有皱褶,如果有内衬套的假肢应先穿上内衬套,再将残肢穿进假肢接受腔内。如果用悬吊和固定装置的大腿假肢,先束紧腰带,然后将吊带的松紧调整到适当拉紧的位置,先走几步,再逐步调整到合适位置。②起坐和站立平衡训练:假肢在前,健肢在后,双手压大腿下部,以健侧支撑体重,做站起、坐下动作。刚开始时,可借助拐杖、扶手进行训练,坐位时可练习屈伸髋膝。③平行杠内训练:进行假肢内旋、外旋活动,重心转移运动，交替膝关节屈伸运动，向前步行，侧方步行等。④实用训练：进行坐到地上训练，从地面站起训练，站立—跪下—站立训练，上、下坡训练，上、下台阶训练，跨越障碍物训练，横向跨越训练，从地上拾物训练等。

4.假肢的护理

为了保持假肢的正常功能、使用灵便和延长使用寿命，应指导患者进行假肢的日常维护，对下肢截肢者尤为重要。

（1）接受腔的维护：①吸着式接受腔是直接与皮肤接触的，如果接受腔内面不洁，会增加残肢皮肤感染的危险，因此，截肢者应在每日晚上睡前将接受腔内面擦拭干净，可用淡肥皂水擦拭，然后自然晾干；②接受腔内的衬套、衬垫等，因常被汗浸湿，附着脏物后会产生臭味，应经常用手巾浸药皂擦洗、晾干，残肢套更应注意经常清洗和更换；③在树脂接受腔的内面会产生细小的裂纹，有时会弄伤残肢皮肤，平时应注意维护；④如果接受腔某处压痛残肢时，可采用挖空压痛部位的衬垫或用毛毡填起压痛部位周围的办法解决；⑤当感到接受腔松弛时，先采用增加残肢袜套（最多不超过3层）的方法解决；如仍过松，可在接受腔四壁粘贴一层毛毡解决，必要时更换新的接受腔。

（2）结构件的维护：①假肢的关节及结合部分若产生松动，会影响使用性能和出现响声，因此应经常检查膝、踝轴螺丝及皮带的固定螺丝、铆钉，及时紧固；②金属轴不灵活或发生响声时，要及时加注润滑油；③当出现声响异常，表明假肢部件出现破损，应及时查清原因，进行适当维修，必要时去假肢厂进行修理。

（3）装饰外套的维护：骨骼式大腿假肢的泡沫装饰外套的膝关节前部分最易破裂，使用者应注意在出现小的破裂时就及时加以粘补维修（可采用在内面粘贴布条的方法加固），以便尽量延长其使用寿命。

5.残肢的日常护理

对于穿戴下肢假肢的截肢者来说，被紧紧包在假肢接受腔内的残肢，由于随时遭受着压力和摩擦，再加温度、湿度的变化，尤其是承重部位，如坐骨结节、髌韧带以及内收肌肌腱部等处的皮肤，特别容易发生损伤，当接受腔的适配不良时更易发生。残肢一旦受到伤损，便会严重影响假肢的穿用。因此，截肢者日常一定要注意避免碰伤残肢，并做好残肢的护理。

（1）保持残肢清洁：每日晚上睡前要仔细清洗并擦干残肢（不宜早晨进行）。同时注意检查残肢有无伤痕或变色。残肢套至少要每日换一次，出汗多时更要勤换。

（2）注意残肢的粘连性瘢痕：像小腿残肢那样皮肤紧贴骨骼时，如果瘢痕粘连在骨骼上，会造成皮肤无法移动。这种瘢痕极易擦伤，而且伤后很难治愈，故应特别注意接受腔的适配和软衬套所用的材料。但有时为保证皮肤的移动性，需做成形术和皮肤移植术。

（3）残肢有伤时应停止使用假肢：在使用下肢假肢经常承重的情况下，残肢的伤口是很难愈合的，常会使伤口逐渐加大并造成感染，从而导致长时间不能穿用假肢。因此，对小伤也要认真处理，及时治愈。在治疗残肢伤口期间，要指导患者下决心不穿用假肢，并对接受腔不适配的部分加以修整，以防止再度损伤。另外，当发现残肢皮肤发生湿疹、水泡、囊肿、白癣、皮炎以及残端变色、浮肿等异常时，应及时对症治疗，以防感染。

（4）注意残肢套的材质及厚度：残肢套最好采用棉制品，化纤的针织品易使皮肤发炎、损伤。与残肢接触的残肢套，其针织网眼要细，并有一定的光滑度。如果在细薄的残肢套上再套一层厚的残肢套，便不容易磨伤残肢。对于小腿的残肢套，可以利用底部加厚的棉毛运动袜，将袜子翻过来穿用，使袜底加厚部位恰好垫在小腿残肢的承重部位，有较好的缓冲性，是一种很好的残肢套。

（5）保证残肢与接受腔的精确吻合：使用现代下肢假肢时保持体重变化不大（一般不超过3 kg），以保证残肢与接受腔的精确吻合。

（二）矫形器

矫形器（orthosis）是为了矫正脊柱、四肢的畸形或治疗骨关节及神经肌肉疾病，并代偿其功能的一类支具、器械的总称。

1.矫形器的分类

（1）按人体使用部位分为：上肢矫形器、脊柱矫形器、下肢矫形器。

（2）按使用的主要材料和形状分为：塑料矫形器、金属矫形器、金属框架式矫形器。

2.常用矫形器

（1）上肢矫形器：主要将不稳定的肢体保持于正常功能位，提供牵引力，控制异常活动，防止关节肌肉的挛缩，预防或矫正上肢肢体畸形，并补偿丧失的肌力。按其功能分为固定性（静止性）和功能性（可动性）两大类。

1）固定性上肢矫形器：没有运动装置，主要固定肢体于功能位。包括手指制动器、手部制动器、腕部固定支具、肩关节外展支具等。

2）功能性上肢矫形器：用弹簧、橡皮筋等弹性材料制作，允许肢体有一定程度的活动。包括功能性手指矫形器、腕部矫形器、肘关节矫形器、平衡前臂矫形器等。

（2）下肢矫形器：主要是减轻患肢承重负荷，将下肢关节固定于正常的功能位置，预防和矫正畸形。可分为限制性下肢矫形器和矫正性下肢矫形器。包括矫形鞋、踝足矫形器、膝踝足矫形器、膝关节矫形器、髋关节矫形器等。

（3）脊柱矫形器：可限制脊柱运动，缓解躯干疼痛，保护病变部位免受损伤，减轻椎体承重，预防和矫正脊柱畸形。包括颈椎矫形器、胸腰椎矫形器、腰骶椎矫形器、脊柱侧弯矫形器等。

3.矫形器的护理

（1）正确穿脱矫形器，保持肢体于功能位。

（2）对于可动性矫形器，应指导如何进行功能活动。使用上肢矫形器时，应首先指导患者进行日常生活能力训练，如穿衣、洗手、吃饭等；使用下肢矫形器时，应指导患者如何保持身体平衡、起立行走，并进行上下楼梯等训练。

（3）经常检查矫形器是否挤压擦伤皮肤肌肉，预防局部感染。

（4）定期调整矫形器的松紧度，检查矫形器结构件的完好与否。

（三）助行器

助行器（walking aids）又称助步器或步行辅助工具，包括各种拐杖、步行器，帮助步行困难的肢体残疾者支撑体重，保持平衡，减轻下肢负荷、协助行走。

1.拐杖

包括手杖、臂杖、腋杖和平台杖等。

2.步行器

步行器适用于下肢功能障碍较严重而不能用手杖、拐杖者，其功能主要是支撑体重，保持身体稳定，辅助站立和行走。

（1）固定式步行器：为无脚轮的金属框架。步行时手握住框架上部的扶手，左右交替移动步行器。这种步行器较稳当，多能折叠，还能调节高度。适用于上下肢功能障碍较轻、肌力较强、能在短时间内松手站立的患者。不适于偏瘫患者。

（2）推车式步行器：这种步行器是在上述固定式框架的两条前腿上各装一个脚轮，两条后腿下端有橡胶帽，步行时用手推动前轮。不稳定时，将把手下压使后腿着地即可稳定，较安全实用。适用于支撑体重稍有障碍、但能在短时间内松手站立者。

（3）腋窝支持式步行器：这种步行器是在固定式步行器上安装两个腋窝支持架和4个脚轮。行走时由两腋窝支持体重，使两腿悬吊步行。只适用于不能充分支持体重的患者。这种步行器因有4个脚轮，故不够稳定。

以上各种步行器一般只在室内使用，用于步行训练的初期。

参考文献

[1]王雁.儿科护理学[M].北京：北京大学医学出版社，2013.

[2]王雁，谢玲莉.儿科护理学（第2版）[M].北京：中国医药科技出版社，2012.

[3]崔焱.儿科护理学（第5版）[M].北京：人民卫生出版社，2012.

[4]张玉兰.儿科护理学（第3版）[M].北京：人民卫生出版社，2015.

[5]张家骧，魏克伦，薛辛东.新生儿急救学（第2版）[M].北京：人民卫生出版社，2006.

[6]陈京立.儿科护理学（二）[M].北京：北京大学医学出版社，2011.

[7]张静芬，周琦.儿科护理学（案例版）[M].北京：科学出版社，2010.

[8]刘锦纷译.罗伯顿新生儿学（第四版）[M].北京：北京大学医学出版社，2009.

[9]肖建武.儿科护理学[M].北京：中国医药科技出版社，2009.

[10]沈晓明，王卫平.儿科学（第七版）[M].北京：人民卫生出版社，2008.

[11]刘景秋，王雁.儿科护理学[M].西安：第四军医大学出版社，2007.